ALAN **FIELDS**

Letzter Ausweg Gesundheit
Natürliche Wege zu einem gesunden
und von der Sonne geküssten Leben

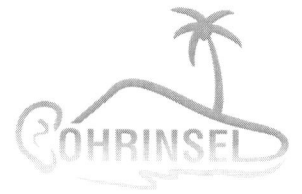

ALAN FIELDS

Letzter Ausweg Gesundheit

Natürliche Wege zu einem gesunden
und von der Sonne geküssten Leben

© Ohrinsel-Verlag GbR, Berlin
Alle Rechte vorbehalten. Eine Vervielfältigung, auch auszugsweise, ist nur mit schriftlicher Genehmigung des Verlages zulässig.

2. Auflage: Juni 2017
Druck: Booksfactory.de
ISBN: 978-3-9818344-0-6

Idee, Text, Layout und Satz: Alan Fields

Lektorat & Korrektorat:
Marianne Rocher, Petra Schulze, Cosima S. Konrad

Umschlaggestaltung: Alan Fields
Bildrecht: Businessman with success door
© Chanpipat - www.dreamstime.com

Alle Hinweise und Ratschläge beruhen auf persönlichen Erfahrungen des Autors und ersetzen in keinem Fall den Gang zum Arzt. Der Autor und der Verlag übernehmen keinerlei Haftung für Schäden, die durch falsche Schlussfolgerungen jeglicher Art entstehen könnten.

Danke!

Ein ganz großes Dankeschön geht an meine liebe Freundin Petra, die meine Frau und mich durch ihre Erfahrung im Verlagswesen mit wertvollen Tipps und Ratschlägen zur Seite stand. Schön, dass es Dich gibt.

―――

Vielen Dank auch an Cosima, die sich sehr Gewissenhaft der Korrektur meines Buches angenommen hat.

―――

Ein ganz besonderer Dank geht an die lieben Unterstützer und Unterstützerinnen, die an der Crowdfunding-Kampagne auf www.startnext.com teilgenommen haben. Ohne Euch würde es dieses Buch nicht geben.

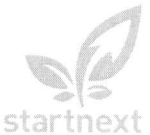

Tja, und zu guter Letzt bedanke ich mich aus der Tiefe meines Herzens bei meinem Sonnenschein Marianne, die mit mir seit fast 7 Jahren durch dick und dünn geht.
Was wäre ich ohne Dich!?

- Alan Fields, Oktober 2016 -

Inhaltsverzeichnis:

Vorwort des Autors	11
Teil 1 Rückschau	21
1. Meine Kindheit	23
2. Blütezeit	29
3. Lehrjahre sind keine Herrenjahre	37
4. Susi, Strolch und Stoffel	41
Teil 2 Faktencheck	51
1. Zurück zur Natur	53
2. Gesunde Gedanken	62
3. Gesunde Ernährung	69
4. Von der Sonne geküsst	83
5. Viele, viele bunte Smarties - Nahrungsergänzungsmittel	87
6. Gesunde Atmung	94
7. Gesunde Bewegung	100

Teil 3 Ein- und Aussichten 105

1. Ein kleines Resümee 107

2. Der kalte Entzug 110

Teil 4 Abschließende Tipps und Gedanken 119

1. Kalt Duschen 121

2. Meditation & Entspannung 122

3. Power-Napping 125

4. Rohkostkuren 127

5. Soziale Kontakte 130

Nachwort des Autors 133

Produktempfehlungen 141

Quellen - und Literaturverzeichnis 145

„Da es sehr förderlich für die Gesundheit ist, habe ich beschlossen, glücklich zu sein." - Voltaire

Vorwort:

Mal Hand aufs Herz: Wie gut kennst du eigentlich deinen Arzt? Deinen Hausarzt, oder von mir aus auch Allgemeinmediziner. Also der Arzt, zu dem du gehst, wenn du verschnupft oder erkältet bist. Hast du möglicherweise ein freundschaftliches Verhältnis zu ihm? Stellt dein Arzt sogar schon die Diagnose in dem Moment, wo du zur Tür hereinkommst? Weißt du, zu welchen Zeiten er Urlaub macht? Und wirst Du komischerweise zu diesen Zeiten auch nie krank?

Ich persönlich hatte sehr lange Zeit tatsächlich ein sehr gutes Verhältnis zu meinem Arzt. Ein sehr netter Mann. Ich fühlte mich verstanden. Über einen Zeitraum von ca. 10 Jahren habe ich ihn sehr oft besucht. Ich sollte vielleicht besser sagen, dass ich ihn in seiner Praxis aufgesucht habe, denn ich war oft krank – zeitweise sogar ernsthaft. So ernsthaft, dass ich verschreibungspflichtige Medikamente nehmen musste. Allerdings haben meine ganzen Krankheiten nicht ausgereicht, um mal auf die Schnelle bei der Bundeswehr ausgemustert zu werden, aber das ist ein anderes Thema. Ohne meinen Hausarzt hätte ich diesen Zeitraum von 10 Jahren, wahrscheinlich aber auch psychisch, nicht überstanden. Dafür bin ich ihm heute noch sehr dankbar. Mein Hausarzt war, obwohl noch gar nicht so alt, einer von der alten Schule. Er hat sich wirklich Zeit für seine Patienten genommen. Dafür habe ich gerne lange Wartezeiten in Kauf genommen. Und mein Arzt war immer gut gelaunt. Schon beim Betreten des Sprechzimmers begrüßte er mich mit einem überschwänglichen „Hallo, Herr Fields!". So, als ob man einen Freund trifft, den man lange Zeit nicht gesehen hat.

Dafür konnte er mir auch schon aus zehn Metern Entfernung ansehen, mit welchem Anliegen ich zu ihm komme. Gerade, wenn ich es in meinem damaligen Job mal wieder nicht ausgehalten habe. Er hat mich oft krankgeschrieben – auch dann, wenn ich augenscheinlich nicht wirklich krank war. Vormachen konnte man ihm sowieso nichts. Geduldig hat er sich meine Sorgen und Nöte angehört, bis er dann zum Schluss gekommen ist, dass er mich mal wieder für eine Weile aus dem „Verkehr" ziehen muss.

Irgendwann kam aber ein entscheidender Wendepunkt in meinem Leben, und ich habe praktisch von einem Tag auf den anderen meinen Hausarzt nie wieder besucht. Bis auf ganz wenige Ausnahmen auch keine anderen Ärzte. Schon oft habe ich darüber nachgedacht, ob ich überhaupt eine Krankenversicherung brauche. Als privat Versicherter ist das eine wirklich teure Angelegenheit. In Deutschland besteht aber nun mal eine allgemeine Krankenversicherungspflicht. Dennoch gibt es hierzulande ca. 78.000 Menschen ohne Krankenversicherung. Davon geht jedenfalls das Bundesgesundheitsministerium im Jahre 2015 aus.[1]

Über Sinn oder Unsinn einer Krankenversicherung lässt sich streiten. Doch selbst, wenn man vollkommen gesund ist, kann man unverschuldet, zum Beispiel durch einen Unfall, in die Situation kommen, Krankenhausleistungen in Anspruch nehmen zu müssen. Und das kann mitunter teuer werden.

In diesem Zusammenhang möchte ich jedem gesetzlich-versicherten Leser gleich mal einen Zahn ziehen. Keine Sorge, nur bildlich gesprochen. In meiner, mittlerweile über 20-jährigen, Zeit als privat Versicherter, habe ich kaum Vorteile genossen. Das ist aus meiner Sicht im Großen und

Ganzen ein Mythos. Es mag Ausnahmen geben, die ich, wenn auch selten, kennengelernt habe.
Aber in der Regel machen die meisten Ärzte keinen Unterschied zwischen AOK- oder DEBEKA-Patient. Außer man heißt Dieter Bohlen, Angela Merkel oder Marianne Rosenberg. Letztere habe ich mal persönlich kennengelernt. Vor ein paar Jahren war ich regelmäßig bei einem Hals-Nasen-Ohrenarzt. Auch ein sehr netter Mann. Mehr so der Typ Rechtsanwalt. Immer gut gekleidet und vor Allem hat er nie diesen typischen Ärztekittel getragen. Bei ihm und in seiner Praxis habe ich mich wirklich als Privatpatient gefühlt. Irgendwie wichtig. Spätestens dann als er mich eines Tages aus dem Wartezimmer auf den Flur rief und ich Frau Rosenberg erklären musste, dass sie wirklich keine Angst vor der Nasenscheidewandoperation haben muss, die ich erst vor Kurzem hinter mich gebracht hatte. Aber zurück zu meinen Erfahrungen als Privatpatient der Sorte "Otto-Normalverbraucher".

Erst vor Kurzem habe ich mit meinem Sohn über zwei Stunden in einem Wartezimmer gesessen. Und das obwohl ich einen Termin hatte. Doch kann man den Ärzten daraus einen Vorwurf machen? Unsere Gesellschaft scheint immer kränker zu werden und die „Götter in Weiß" können mitunter den Ansturm nicht mehr bewältigen. Ist Krankheit zu einem lukrativen Geschäft geworden? Und warum heißen die Krankenhäuser nicht Gesundheitszentren? Fragen über Fragen. Ich verspreche dir, dass du in diesem Buch Antworten auf die eine oder andere Frage finden wirst.

An dieser Stelle möchte ich mich dir ganz kurz vorstellen, und ich hoffe es ist ok, wenn ich dich duze. Wir kennen uns zwar nicht, aber du wirst mich im Laufe dieses Buches sehr gut kennenlernen. So gut, dass du das Gefühl bekommst, dass wir uns schon sehr lange kennen. Ich möchte dir in diesem Buch ein guter Freund sein. Ein Freund, der aus seinem Leben erzählt und seine Erfahrungen und Ansichten mit dir teilen möchte.

Also, mein Name ist Alan. Ich wurde 1972 als Sohn einer Friseurin und eines Automechanikers in Berlin geboren, im schönen Bezirk Wilmersdorf. Wenn du mal in Berlin bist, solltest du unbedingt diesen Stadtteil besuchen. Von hier aus erreichst du in nur wenigen Minuten das Großstadtflair des Kurfürstendamms und auch die wunderschönen grünen Oasen des Grunewalds. Dieser Kontrast verleiht diesem Bezirk einen ganz eigenen Charme. Obwohl ich mittlerweile am anderen Ende der Stadt lebe und liebe, zieht es mich immer wieder in diese Ecke.

Dort, in Berlin-Wilmersdorf, bin ich aufgewachsen und habe meine Kindheit verbracht. Nach Realschule und abgebrochener Ausbildung zum Einzelhandelskaufmann begann meine berufliche Laufbahn als Beamter im mittleren Justizdienst. Ganze 11 Jahre lang war ich Staatsdiener, bis ich meine berufliche Erfüllung als freiberuflicher Sänger und Musiker fand. Ich hatte meine eigene Tanz- und Partyband und war bis vor Kurzem auch Schlagersänger. Außerdem arbeite ich als Sprecher für Werbung und Hörbücher. Seit ein paar Jahren beschäftige ich mich außerdem sehr intensiv mit der menschlichen Psyche und entwickle und produziere geführte Meditationen zur Entspannung und Selbstverwirklichung. Mein großes Anliegen ist es, Menschen zu helfen, ein besseres, erfolgreicheres, gesünderes, kurzum, ein von der Sonne geküsstes Leben führen zu können - vor allem ein gesundes, denn Gesundheit ist nun mal eine sehr wichtige Basis für alles Weitere im Leben.

Gerade habe ich auf Facebook einem Freund zum Geburtstag gratuliert. Ich habe ihm alles Gute, Glück, Erfolg und natürlich Gesundheit gewünscht. Denn wie gesagt, ohne Gesundheit nützt uns auch Erfolg und Glück nichts. Wie man das halt so macht. Aber warum wünsche ich ihm Gesundheit? Zum einen, weil ich es so gelernt habe, und zum anderen wünsche ich ihm natürlich von ganzem Herzen, dass er ein Leben lang gesund bleibt. Und wenn man mal in seinem eigenen Umfeld nachfragt, was sich die Menschen am meisten wünschen, dann steht an allererster Stelle Gesundheit. Eine Statistik des GFK-Vereins aus dem Jahre 2015 besagt, dass sich ca. 56 % aller Deutschen Gesundheit wünschen würden, wenn Sie einen Wunsch frei hätten.[2] Gehen wir mal davon aus, dass vielleicht die Hälfte der Befragten tatsächlich gesund ist. Warum bitteschön wünscht man sich dann Gesundheit? Na gut, das ist dann ein prophylaktischer Wunsch, für den Fall, dass man mal krank wird, weil rechnen muss man damit immer. Muss man? Ein altes deutsches Sprichwort lautet: *„Gesundheit schätzt man erst, wenn man sie verloren hat"*.

Übrigens: Laut dieser Studie wünschen sich nur knapp 10 Prozent der Deutschen Welt-Frieden. Und das in einer Zeit, in der einem die Medien pausenlos Schlagzeilen wie „Neuer Kalter Krieg" oder „Bürgerkriegsähnliche Zustände" um die Ohren hauen.

Aber frag doch mal einen hungernden Menschen in Afrika, was er sich wünscht. In erster Linie wahrscheinlich Essen und Wasser! Du wirst mit Sicherheit auch bei den in der Natur lebenden Völkern kaum Menschen finden, die sich Gesundheit wünschen. Zumindest nicht, wenn sie sich bester Gesundheit erfreuen.

Uns, in der Zivilisation lebenden Menschen, kommt Gesundheit wie ein Wunder vor. „Man kann ja froh sein, wenn man gesund ist." Wir wurden leider Gottes mit solchen Glaubenssätzen erzogen. Dabei ist Gesundheit kein Wunder. Es ist unser Geburtsrecht. Gesundheit ist in erster Linie ein natürlicher Zustand. Aber erzähl das mal den alten Tanten, die den Betrieb im Supermarkt aufhalten und sich lautstark über die neuesten Wehwehchen austauschen: „Haben Sie schon von Herrn Soundso gehört, schlimm oder? Jetzt hat er noch... wo der doch schon... und mir geht es auch immer schlechter... aber was will man machen? So ist das nun mal, wenn man alt wird."

Halte an dieser Stelle mal kurz inne. Was denkst du bei dem Satz „Gesundheit ist ein Geburtsrecht."? Ich glaube, ich weiß es. Gehe ich recht in der Annahme, dass du gerade an Kinder denken musst, die bereits krank zur Welt kommen? Und dass ich mich mit der Aussage, dass Gesundheit ein Geburtsrecht ist, arg weit aus dem Fenster lehne? Ja, ich nehme mir die Freiheit heraus, dies zu behaupten. Nicht nur als Mensch, sondern auch als Vater eines Sohnes, dessen Geburt dramatisch verlief und der mit einer Behinderung zur Welt kam. Ich bin davon überzeugt. Und auch wenn mein Sohn sowohl körperlich, als auch psychisch zum Teil stark beeinträchtigt ist, ist er gesund. Du meinst, das widerspricht sich? Kann man eigentlich krank sein bzw. sich krank fühlen, wenn einem das Bewusstsein dafür fehlt? Kinder, ob nun geistig gesund oder nicht, haben eh ein ganz anderes Verhältnis zu Krankheiten. Vor Kurzem musste ich mit meinem Sohn in die Notaufnahme eines Krankenhauses. Bei einem Sturz in der Schule hatte er sich den Oberarm gebrochen. Wer schon mal in der Notaufnahme oder zur Erkältungshochzeit mit seinem Kind im Wartezimmer eines Kinderarztes gesessen hat, weiß welche Dramen sich dort zum Teil abspielen. Dabei sind die Kinder noch am gelassensten. Mit 39 Grad Fieber sitzen sie in der Spielecke und husten fröhlich vor sich hin, während die Mütter alle 5 Minuten am Empfang nachfragen, wann man denn endlich rankommt, denn ihr Kind liegt ja quasi im Sterben. So in der Art konnte ich das gerade in besagter Notaufnahme erleben. Langweilig war mir während der Wartezeit jedenfalls nicht.

Ich lade dich gerne ein, meinen Gedanken zu Gesundheit bzw. Krankheit in diesem Buch zu folgen. Sei offen, versuche zwischen den Zeilen zu lesen und vergiss für eine Weile alles, was du über das Thema Gesundheit und Krankheit gelernt hast.

Wikipedia schreibt zu Krankheit: *„Krankheit wird oft im Gegensatz zu Gesundheit definiert. Allerdings wurde Gesundheit auch schon als idealer Zustand optimalen Wohlbefindens definiert, und Krankheit ist nicht die einzige mögliche Ursache für mangelhafte Gesundheit. Die Übergänge zwischen „Gesundheit" und „Krankheit" sind fließend. Vieles mag letztlich einfach eine Frage der Sichtweise sein. So hat sich der Begriff Befindlichkeitsstörung für Einschränkungen des leiblichen oder seelischen Wohlbefindens ohne objektivierbaren medizinischen Krankheitswert eingebürgert. Andererseits können als krankhaft definierbare Zustände auch ohne subjektiven Leidensdruck vorliegen."*[3]

Die Natur hat kein Interesse an Krankheit. Die Natur kennt keine Krankheit. Krankheit ist nur die Abwesenheit von Gesundheit. Genauso, wie Dunkelheit nur die Abwesenheit von Licht ist. Aber wie heißt es so schön?: „Da wo Licht ist, fällt auch Schatten."

Ich möchte dich in diesem Buch auf eine Reise mitnehmen. Dies wird u.a. eine Reise durch mein eigenes Leben sein, das eine lange Zeit durch Krankheiten geprägt war. Sehr gerne möchte ich meine Erfahrungen mit dir teilen. Ich weiß wie es sich anfühlt, krank zu sein, aber noch viel mehr, wie man es schafft mit Leichtigkeit gesund zu bleiben. Auch habe ich sehr viel Leid und Krankheit in meinem Umfeld erleben müssen, und durch meinen behinderten Sohn, mit dem ich regelmäßig in Kliniken und bei Ärzten bin, treffe ich immer wieder auf Menschen, die die unterschiedlichsten Krankheiten haben.

Ich möchte aber weder belehren, noch bekehren. Ich möchte dich dafür sensibilisieren, mehr auf deinen Körper zu hören. Du sprichst seine Sprache gar nicht? Dann ist das Buch auch eine Art Fremdsprachenkurs. Allerdings wirst du keine medizinischen Fachbegriffe lernen. Das kannst du weiterhin beim Arzt, und zwar auf Kosten der Krankenkasse. Neben deiner Muttersprache ist die sehr feinfühlige Sprache deines Körpers vielleicht sogar die wichtigste Sprache, die du dein ganzes Leben lang verstehen solltest.

Und? Wie gut kennst du nun deinen Hausarzt? Ich möchte dich auch warnen. Durch das Lesen dieses Buches könntest du zu neuen Einsichten kommen. Dieses wiederum eröffnet dir womöglich gänzlich neue Aussichten. Und im "schlimmsten" Fall werden dich dein Arzt und auch dein Apotheker schmerzlich vermissen. Aber ich will ehrlich sein – genau das wünsche ich dir.

„In der ersten Hälfte unseres Lebens opfern wir unsere Gesundheit, um Geld zu erwerben, in der zweiten Hälfte opfern wir unser Geld, um die Gesundheit wiederzuerlangen. Und während dieser Zeit gehen Gesundheit und Leben von dannen." - Voltaire (1694 - 1778), französischer Philosoph der Aufklärung, Historiker und Geschichts-Schriftsteller

TEIL 1
RÜCKSCHAU

1. Meine Kindheit – Von blinden Därmen und Gürteln mit Rosen

"Je vernünftiger der Mensch ist, je mehr zweifelt er. Die Kinderjahre bleiben die schönsten, weil wir mit der Vernunft in ihren Schranken bleiben." - Theodor Gottlieb von Hippel (1741 - 1796), ostpreußischer Schriftsteller und Staatsmann, Stadtpräsident von Königsberg

An meine Kindheit erinnere ich mich sehr gerne. Ich hatte eine glückliche Kindheit. Ja, ich war ein glückliches und zufriedenes Kind. Vielleicht ein klein wenig zu dick, aber durch und durch glücklich. Tatsächlich fühlte ich mich aber nicht zu dick. Meine Oma nannte mich zwar liebevoll Pummelchen, aber das machte mir nichts. Damals habe ich auch nicht verstanden, warum mein über alles geliebter Kinderarzt meiner Mutter empfahl, ich solle mehr Sport machen. So richtig klar war mir auch nicht, warum ich in diese Partei, die FDH, eintreten sollte. Schnell wurde ich aber von meiner Mutter und Dr. Bosch, meinem Kinderarzt, darüber aufgeklärt, dass dies nur die Abkürzung für „Friss die Hälfte" ist. Diese Erkenntnis versetzte mich in eine Art Schockzustand. Nur die Hälfte von meinen geliebten Wiener Würstchen, Negerküssen (ja, sorry, damals hießen die halt so), Chips oder dem leckeren Apfelstrudel von meiner Tante Erika? Diese Schreckensnachricht ließ es mich in Erwägung ziehen, tatsächlich mehr Sport zu machen – bzw. überhaupt Sport zu treiben. Ich wollte aber nichts überstürzen. Also beobachtete ich erst mal eine Weile diesen Mann, der tagtäglich seine Runden im Park drehte. Auf eine gewisse Art und Weise hat dieser Mann mich fasziniert. Ich kann mich sogar noch sehr gut an sein Gesicht erinnern. Auch an die Kleidung, die er trug. Ich glaube, der lief den ganzen Tag da. Vielleicht läuft er heute noch, man weiß es nicht.

Möglicherweise hat sich dieses Bild so tief in meinem Unterbewusstsein verankert, dass ich dann auch selber anfing zu laufen. Allerdings mit einer leichten Zeitverzögerung von ca. 25 Jahren.

Ich war einfach ein unsportliches Kind. Zwangsverordneter Sport war nichts für mich. Dabei habe ich mich gerne bewegt. Ich war viel draußen an der frischen Luft, bin mit meinem BMX-Rad durch die Gegend gefahren, fuhr Roller und drehte Runde um Runde auf meinen roten Rollschuhen. Ich hatte Spaß. Ich hatte viele Freunde und ich war glücklich. Weder mich, noch meine Freunde hat es interessiert, dass ich vielleicht ein paar Kilo zu viel auf den Rippen hatte.

Wenn ich an meine Kindheit zurück denke, dann muss ich aber automatisch auch an ganz viele Krankheiten denken. In meinen ersten 10 Lebensjahren habe ich so ziemlich alles mitgenommen, was der Markt so hergibt. Ich glaube, die Ärzte und Apotheker haben gut an mir verdient.

Das Drama begann im Prinzip schon bei meiner Geburt. Ich gehöre zu den Kindern, die im 8. Monat zur Welt gekommen sind. Angeblich haben es Babys, die im 8. Monat geboren werden, im Leben schwerer als Frühchen aus dem 7. Monat. Wenn ich so auf die letzten 40 Jahre meines Lebens zurückblicke, könnte da sogar was Wahres dran sein. Vielleicht ist es aber auch nur Zufall. Ein Kämpfer war ich auf jeden Fall schon immer, wollte aber nie mit dem Kopf durch die Wand. Ich hatte viel zu sehr Angst vor den Schmerzen eines ungeschützten Aufpralls meines Kopfes gegen Beton. Fundierte wissenschaftliche Studien zu dem Thema „8-Monatskinder" habe ich jedenfalls nicht gefunden.

Mein Leben begann also im Brutkasten. Wahrscheinlich habe ich es deshalb lieber warm als kalt. Vielleicht aber auch, weil ich im tiefsten Winter geboren wurde - übrigens am 29. Februar. Das erwähne ich nicht, weil ich damit dieses Datum in dein Unterbewusstsein einpflanzen möchte, sondern weil es doch irre ist, dass ein Kind, dessen Geburt für Ende März geplant war, nun genau an diesem Tag das grelle Licht der Welt erblickt. Der kalten Jahreszeit kann ich bis heute einfach nichts abgewinnen. Es scheint mir einfach zu wenig die Sonne.

Aber meine Eltern haben sich gut um mich gekümmert. Meine Mutter meinte es besonders gut mit mir. Da ich durch die Frühgeburt nun viel kleiner und schwächlicher war als andere Babys, wurde ihr von ärztlicher Seite geraten, neben der Muttermilch zuzufüttern. Das tat sie auch. Und da wurde mir in den ersten Lebensmonaten das eine oder andere Fettpölsterchen angefuttert, mit denen ich heute immer wieder zu kämpfen habe.

Auch als kleines Kind hatte ich offensichtlich schon einen etwas anderen Blick auf die Dinge. Einen Blick, der von der Norm abwich, worauf mir kurzerhand ein Auge für eine Weile zugeklebt wurde. So einfach funktionierte das aber nicht, denn weder ich, noch die Natur ließen sich mit so billigen Tricks ins Werk pfuschen. Da weder Pflaster, noch Sehschule Erfolge zeigten, sollte ich durch eine Schieloperation eine neue Blickrichtung bekommen. Und als kleines Geschenk bekam ich kurz danach nicht nur einen kleinen Bruder, sondern auch eine schicke Hornbrille, Modell Kassengestell. Heutzutage sind die Teile hochmodern. Aber wie das nun mal so ist. Das Leben ist einfach kein Wunschkonzert. Jedenfalls hat man mir das so beigebracht.

Damals war ich gerade erst 4 Jahre alt. Nun war ich nicht nur etwas zu dick und zu klein, sondern musste zu allem Unglück auch noch eine Brille tragen. Aber all das änderte nichts an meiner positiven und sonnigen Lebenseinstellung. Ich empfand es nicht als Unglück. Ein weiteres Jahrzehnt später, so mit 14 Jahren, mitten in der Blütezeit meiner Pubertät, nahm ich mein Geburtsrecht auf Gesundheit in Anspruch, und vor allem das Recht, meinen eigenen Blick auf die Dinge zu haben. Ich beschloss, ab sofort keine Brille mehr zu tragen. Mehr dazu etwas später.

Irgendwie passte die Brille aber zu mir. Böse Zungen hätten mich als Streber bezeichnet. Doch ich war alles andere als das. Schule und Lernen flogen mir einfach zu. Und ich war eine Leseratte. Eines meiner Lieblingsbücher war das Dicke mit dem blauen Umschlag, mit über 1000 Seiten und vielen detailreichen Bildern, aus dem Regal meiner Eltern. Leider fällt mir der Titel nicht mehr ein, aber es war ein Lexikon der Krankheiten. Von A wie Appetitlosigkeit bis Z wie Zwölffingerdarmentzündung. Mit diesem Wissen hätte ich ohne Weiteres Arzt werden können. Das wurde mir sogar von einigen Ärzten und Krankenschwestern während eines Krankenhausaufenthaltes attestiert. Weil mir langweilig war und ich mich als 9-Jähriger nicht mit dem farbigen Mann aus dem Nachbarbett, dem während eines Streits sein linkes Ohr abgebissen wurde, beschäftigen wollte, legte ich mit Hilfe meines Malblocks und meiner Wachsmalstifte, meine eigene Krankenakte an. Du findest das eigenartig und unnormal? Dann sollte ich dir vielleicht lieber nicht erzählen, dass ich auch die Farbe meines Urins zu den unterschiedlichen Tageszeiten notiert habe. Jedenfalls habe ich damit die Belegschaft mächtig beeindruckt. Und auch der „Einohrige" meinte: „Clever Boy". Was soll ich sagen? Den menschlichen Körper und die vielfältigen Arten von Krankheiten fand ich ungemein spannend und faszinierend. Allerdings sollte mich mein beruflicher Weg ganz woanders hinführen - nämlich ohne Umwege und sehr zielgerichtet in viele Krankheiten.

Aber bleiben wir noch für eine Weile in meiner Kindheit.
Als ich 5 war, fuhr ich mit meiner Kindergartengruppe in ein Ferienlager. Viele Erinnerungen habe ich an dieses Ereignis nicht mehr, bis auf eine sehr Einschneidende. In dieser Zeit habe ich mich mit dem Herpes Simplex Virus vom Typ 1 angesteckt. Das zeigte sich dann als Ausbruch einer schlimmen und unangenehmen Mundfäule. Diese muss wohl hochgradig ansteckend sein, denn ich genoss das Privileg, getrennt von den anderen Kindern, in einem alten, klapprigen VW-Bus nach Hause zu fahren. Trotz dieser sehr schlimmen Erfahrung, habe ich diese Zeit sehr positiv in Erinnerung. Aber warum? Ich war doch fast die ganze Zeit krank und hatte unangenehme Schmerzen.

Unter dem Herpes Virus leide ich heute noch ab und zu. Allerdings habe ich herausgefunden, dass es möglich ist, dass der Virus und diese fiesen kleinen Lippenbläschen nie, oder wenn, nur in abgeschwächter Form, zum Ausbruch kommen. Neugierig? Etwas später komme ich auf dieses Thema zurück. Versprochen.

Eine weitere Form des Herpes Virus ist der Herpes Zoster, im deutschsprachigen Bereich auch als Gürtelrose bekannt. Meine Oma meinte mal, dass ich bei der Verteilung von Krankheiten ganz laut „Hier!" geschrien hätte. Habe ich mit Sicherheit nicht, aber ich war auch stolzer Besitzer einer Gürtelrose. Ich glaube, als Kind war ich wirklich stolz drauf. Als Kind krank zu sein, bringt natürlich viele Vorteile mit sich. Mal abgesehen von der vielen Freizeit, in der man

Fernsehen und Bücher lesen kann, bekommt man natürlich auch mehr Aufmerksamkeit und wird rührend umsorgt.

Eine durchaus realistische Folge meiner Vorliebe für Würstchen, Kuchen, Chips und Co. war im Alter von 9 Jahren eine dramatische Blinddarmentzündung. In einer Notoperation wurde mir der Übeltäter entfernt. Bei diesem Krankenhausaufenthalt habe ich den „Einohrigen" kennengelernt. Danach verlor ich sogar jede Menge Gewicht und nahm auch nicht mehr zu. Jedenfalls nicht in meiner Jugendzeit. Ich würde nicht ausschließen, dass ich aus Angst, dass sich wieder etwas entzünden könnte, einfach weniger gegessen habe. Definitiv wollte ich keine Organe mehr hergeben.

2. Blütezeit

„Das Leben ist kein Problem, das es zu lösen, sondern eine Wirklichkeit, die es zu erfahren gilt." - Buddha

In meiner Jugendzeit bin ich weitestgehend von Krankheiten verschont geblieben. Mein Körper schien mir also eine Auszeit gönnen zu wollen. Krankheiten jedweder Art ließen mich in Ruhe, bis auf die üblichen Schnupfenattacken, für die ich auch sehr dankbar war. Mit der Schule konnte ich nach den ersten 6 Jahren nicht mehr so viel anfangen - eigentlich gar nichts. Es wurde zunehmend zur Qual. So bedeutete jeder Schnupfen zusätzliche wertvolle Freizeit. Ich verstand es auch, jeden noch so kleinen Anflug einer Erkältung geschickt in die Länge zu ziehen.

Aber mal abgesehen von Grippe und Co. hatte ich dafür umso intensiver mit den gemeinen Auswirkungen der Pubertät zu kämpfen. Pickel soweit das Auge nur reichte. Nun gut, das dicke, blaue Buch würde auch das als Krankheit bezeichnen – zu finden unter A wie Akne. Also war ich auch als heranwachsender junger Mensch ganz oft beim Arzt. Nämlich beim Hautarzt, der mir regelmäßig eine übel riechende und ätzende Creme verordnete. Allerdings ist Akne dummerweise nun keine Krankheit, bei der man zu Hause im Bett bleiben muss. Dabei wäre das wirklich angebracht. Ich finde, es kann keinem pickelgeplagten, jungen Menschen zugemutet werden, sich in der Öffentlichkeit zu zeigen, geschweige denn in die Schule zu gehen. Ich fing an, mein Leben zu hassen. Und es sollte noch schlimmer kommen. Gerade habe ich mich noch psychisch, durch Dr. Sommer und das dicke, blaue Buch meiner Eltern, auf mein erstes Mal vorbereitet, so musste ich schon im nächsten Moment annehmen, dass das erste Mal vielleicht auch das letzte Mal sein wird. Denn eine neue Krankheit eroberte die Welt: AIDS (Acquired Immune Deficiency Syndrome). Und die war so neu, dass sie noch nicht mal im dicken, blauen Buch stand. In der „Bravo" hieß es sogar, dass man sich durch Küssen anstecken könnte. Obwohl ich mir sicher war, dass Biggi, mein heimlicher Schwarm aus der Nachbarklasse, auch die Bravo liest, verpasste sie mir auf einer Party, zur Musik von George Michael, meinen ersten Zungenkuss. Noch heute habe ich ein gestörtes Verhältnis zu „Careless Whisper", denn Biggis hinterhältig geplanter Angriff auf meine Gesundheit war alles andere als sorglos. Nun muss ich dazu erwähnen, dass Biggi recht großzügig im Verteilen von derartigen Lippenbekenntnissen war. Meine Angst schien mir also durchaus berechtigt. Die nächsten Wochen wartete ich also auf den Ausbruch von AIDS. Ich hatte wirklich Angst. Durch das blaue Buch hatte ich schon mal was von Inkubationszeit[4] gehört. Die Wartezeit verbrachte ich weiterhin damit, mich mittels der „Bravo", über HIV (Humanes Immundefizienz-Virus) zu informieren. Zwar hieß es irgendwann, dass es nun doch nicht sicher sei, dass eine Ansteckung durch Küssen möglich ist. Allerdings beruhigte mich das wenig.

Ich muss Biggi aber auch in Schutz nehmen. Zu ihrer und auch meiner Verteidigung muss ich sagen, dass sie nicht jeden geküsst hat. Schon gar nicht mit Zunge. Und ich bin mir ziemlich sicher, dass ich durch ihr Auswahlraster gefallen wäre, wenn ich noch eine Brille getragen hätte. In weiser Vorausschau habe ich diese nämlich ein paar Wochen vor meinem ersten Zungenkuss abgelegt. Einfach so. Ich war das Tragen der Brille leid. Dann fiel es mir wie Schuppen von den Augen. Beim Schulsport trug ich doch auch keine Brille. Ich war sogar ein passabler Fußballspieler, der hin und wieder das Tor traf. Wenn das also beim Sport ging, dann musste das doch auch am restlichen Tag funktionieren. Das war meine felsenfeste Überzeugung. Ich habe daran geglaubt. Eines Morgens landete das ungeliebte Nasengestell auf dem Weg zur Schule in meinem Ranzen. Ein gänzlich neuer Alan betrat das Klassenzimmer. Und diese neue Aura erreichte dann wohl auch meinen Schwarm Biggi. Anders kann ich mir das nicht erklären. Aber zurück zur Brille. Von diesem Tag an habe ich kaum bis gar keine Sehhilfe getragen. Im letzten Schuljahr saß ich in der letzten Reihe und konnte alles lesen, was an der Tafel stand. Als ich meinen Führerschein mit Mitte 30 gemacht habe, meisterte ich den Augentest auch ohne Brille mit Bravour. Wie konnte das also funktionieren? Einfach nur, weil ich es wollte? Leider habe ich keinen Brillenpass mehr aus der Zeit, der beweisen würde, dass ich eine recht ausgeprägte Sehschwäche hatte, mit starken Dioptrienwerten bei der Brille.

In dieser Zeit entwickelte ich aber auch einen gewissen Hang zur Hypochondrie.

Kennst Du folgenden Witz: „Was steht auf der Inschrift auf dem Grabstein eines Hypochonders?" – „Glaubt ihr mir jetzt?"

Irgendwie machte ich schon immer alles mit einer gewissen Überzeugung. Eines Abends saß ich mit meinen Eltern von dem Fernseher. Es lief eine Sendung über Herzinfarkte. U.a. hieß es da, dass ein ganz entscheidendes Symptom Schmerzen im rechten Arm sind. Oder war es der linke? Auf jeden Fall Schmerzen im Arm. Nun rate mal, welche Schmerzen ich hatte, als ich am selben Abend im Bett lag? Die Angst wegen den Zungenkussfolgen war wie weggeblasen. Na, sagen wir besser, sie wurde ersetzt. Und diese Angst war viel schlimmer. Reeller. Greifbarer. Ich konnte es ja fühlen. Ein heimlicher Blick in meinen treuen Begleiter, das Krankheitsbuch, verriet mir, dass es bei Herzinfarkten keine Inkubationszeit gibt. Anzeichen wie Schmerzen im Arm sollte man nicht auf die leichte Schulter nehmen. Wenn ich also einen weiteren Zungenkuss erleben wollte, dann musste ich jetzt handeln und meinen Eltern davon berichten, wie es um mich steht. Nach langem Hin- und Herwälzen im Bett stand ich wieder auf und berichtete meinen Eltern von meinen Schmerzen. Sie versuchten, mich damit zu beruhigen, dass es ja nun äußerst selten bis gar nicht vorkommt, dass ein junger Mensch mit gerade mal 14 Jahren an einem Herzinfarkt stirbt. Wie beruhigend. Was ist wenn ich nun so ein seltener Fall bin. Außerdem meinten sie, dass das wahrscheinlich nur Wachstumsschmerzen sind. Oder ich bilde mir das alles nur ein. Letzteres macht rückblickend durchaus Sinn.

Ich habe die Nacht also überlebt und es gab auch immer noch keine Anzeichen von AIDS. Die Angst blieb. Sie wurde aber ganz schnell wieder durch eine neue Angst abgelöst. Ein paar Tage, nachdem ich dem Tod von der Schippe gesprungen war, hatte ich die Befürchtung, dass mich die Nahrung früher oder später um die Ecke bringen wird. Aber diesmal war ich mit dieser Angst nicht alleine. Dank der Explosion des Kernkraftwerks in Tschernobyl musste man in Deutschland davon ausgehen, dass das Trinken von Milch und das Essen von Gemüse, tödliche oder zumindest schwere gesundheitlich Folgen haben könnte. Auf das Gemüse konnte ich verzichten. Aber Milch? Ich konnte mir ein Leben ohne Milch nicht vorstellen. Und mein immer noch im Wachstum befindlicher junger Körper braucht doch gesunde Milch. Wie schlimm konnte es eigentlich noch kommen? Wahrscheinlich würde man sich in Zukunft nur noch von Astronautennahrung ernähren können. Das war alles andere als ein schöner Gedanke, und Astronaut war auch kein Berufswunsch von mir. Erst recht nicht, nachdem im selben Jahr das Spaceshuttle "Challenger" explodiert war.

Zu meiner Biografie gehört auch ein sehr einschneidendes Erlebnis aus dem Jahr 1990. In dem Jahr, in dem ein wiedervereinigtes Deutschland gefeiert wurde, und ich die Volljährigkeit erlangt habe, starb mein Papa völlig überraschend mit erst 46 Jahren an einem bösartigen Gehirntumor. Nun, ganz so überraschend war es nicht, jedenfalls nicht für die Ärzte, die bei der Diagnose nur wenig Hoffnung auf Heilung in Aussicht gestellt haben. Davon wussten aber weder mein Vater, mein Bruder, noch ich etwas. Nur meine Mutter war eingeweiht. In der Hoffnung, dass ihr Mann doch wieder auf die Beine kommt, hat sie dieses Wissen vor ihren Kindern und vor meinem Vater verschwiegen. Von der Diagnose im Mai vergingen nur 5 Monate bis zu seinem Tod. In der Zeit wurde ihm zweimal ein Tumor entfernt. Eine Chemotherapie blieb ihm zum Glück erspart.

Glück ist ein gutes Stichwort, denn was ich mich bis heute frage, ist, ob mein Papa glücklich war. Ich glaube nicht. Noch kurz vor seinem Tod hat er darüber gesprochen, dass er sich vielleicht beruflich verändern möchte, vielleicht würde er sogar in die Selbständigkeit gehen wollen. Auch ein Eigenheim wäre schöner, als ewig in 2 1/2 Zimmern mit Küche und Bad zu wohnen.

Besonders gesund hat er auch nicht gelebt. Meine Eltern haben viel geraucht, und ohne seine 2-3 Büchsen Bier zum Feierabend ging bei meinem Vater gar nichts. Ein recht normales Leben denkst du? Mal davon abgesehen, dass es keine vernünftige Definition für "Normal" gibt, ist es alles andere als der Gesundheit förderlich, seinem Körper jeden Tag so viele Gifte zuzuführen. Mein Papa wurde übrigens 1943 geboren. Im selben Jahr erblickte auch Keith Richards, weltberühmter Gitarrist der Rolling Stones, das Licht der Welt. Wenn man sich aktuelle Bilder dieser lebenden Legende anschaut, muss man einfach zum Schluss kommen, dass es der liebe Gott wirklich sehr gut mit ihm meint. Sehr gut. Warum ich das erwähne? Keith Richards ist Zeit seines Lebens sicherlich alles andere als pfleglich mit seinem Körper umgegangen. Neben Alkohol und Nikotin waren es diverse nicht legale Drogen, die er konsumiert hat. Der Unterschied zu meinem Papa ist aber, dass der Stones-Gitarrist ein glückliches Leben geführt hat und immer noch führt. Jedenfalls gehe ich mal davon aus. Er konnte das leben, wovon er immer geträumt hat – um die Welt reisen und „Satisfaction" spielen. Das hat ihm mit Sicherheit jede Menge Befriedigung verschafft.

In einem gesunden Geist kann womöglich auch ein ungesunder Körper wohnen. Allerdings würde ich mich darauf nicht verlassen.

Vor kurzem habe ich eine Talkshow im Fernsehen gesehen, wo es um gesunde Ernährung ging. Zu Gast waren ein Verfechter der veganen Ernährung, eine junge Frau, die an einer Laktoseintoleranz litt, ein Politiker und Lebensmittelchemiker, eine Schauspielerin sowie ein Arzt. Natürlich war es, wie so oft, eine sehr hitzige und kontroverse Diskussion. Jeder hatte mehr oder weniger vehement seine Überzeugung vertreten. Aufhorchen ließ mich aber eine Aussage des Arztes. „Glücklich ist, wer mit Genuss und Freude isst." Eine interessante These, oder? Er selber esse zum Frühstück immer zwei Brötchen, wahlweise mit Marmelade oder Nuss-Nougat-Creme, ein Croissant und dazu einen Cappuccino.

Nun wirst du mir sicherlich auch bestätigen, dass du dich nach so einem Frühstück, einem Stück Torte zum Nachmittag oder einem fetten Essen am Abend nicht besonders fit fühlst. Wenn du das regelmäßig machst und nicht unbedingt täglich Ausdauersport betreibst, wird sich das zumindest in einer Gewichtszunahme niederschlagen. Und jeder weiß, dass Übergewicht alles andere als gesund ist. Da kann man noch so glücklich sein. Zum Thema extreme Gewichtszunahme empfehle ich dir, mal den Film "Super Size Me"[5] anzuschauen. Dort hat sich ein Amerikaner einem sehr interessanten, zugleich aber auch erschreckenden Selbstversuch unterzogen. 30 Tage lang hat er sich ausschließlich von Fast Food ernährt. Das Ergebnis... na ja du kannst es dir sicherlich denken.

In meiner Kindheit gab es praktisch kaum Besuche in Fast-Food-Restaurants. Besonders gesund war die Hausmannskost meiner Mutter aber trotzdem nicht.
Aber es hat immer geschmeckt. Hauptsache schön deftig und zum Nachtisch Schokopudding mit Sahne. Den aus dem Supermarkt wo für meinen Geschmack immer viel zu wenig Sahne drauf war. Meinen ersten Burger habe ich mit 9 gegessen, und ich erinnere mich noch heute sehr gut daran, dass ich damit nicht viel anfangen konnte. Eigentlich unvorstellbar. Wenn man heute zu McDonalds und Co. geht, sieht man Kleinkinder Chicken McNuggets essen, die bis vor Kurzem noch an Mamas Brust genuckelt haben. Aber wer im Glashaus sitzt, sollte nicht mit Steinen werfen. Zum frühen Wortschatz meines Sohnes gehörte u.a. „Donalds". Das Mc hat er der Einfachheit halber einfach mal weggelassen.

Ob es im Himmel Fast-Food-Restaurants gibt? Oder hat sich die der Teufel unter den Nagel gerissen? Na ja, wer weiß das schon. Ich glaube ja, dass mein Papa nun sein kleines Häuschen hat und sich einmal die Woche mit Elvis und John Lennon zum Stammtisch in der Eckkneipe „Wolke 7" trifft.

3. Lehrjahre sind keine Herrenjahre

„Wer lernt und nicht denkt, ist verloren! Wer denkt und nicht lernt, ist in großer Gefahr." - Konfuzius

Ich hatte also Zungenküsse, Herzinfarkte und vermeintlich verseuchte Nahrung überlebt. Und die Schule natürlich auch. Auch "Careless Whisper". "I'm never gonna dance again" wurde irgendwie zu meinem Lebensmotto. Tanzen ist bis heute nicht mein Ding. Auch wenn ich es während meiner Zeit als Sänger des Öfteren praktiziert habe. Unvergessen sind auch sicherlich meine Auftritte als Elvis Presley auf diversen Feiern in der eigenen Familie. Keine Silvesterparty kam ohne Tolle und meinem Badmintonschläger, als Gitarrenersatz, und den Greatest Hits vom King, aus. Meiner Familie hat's gefallen glaube ich. Na ja jedenfalls haben sie immer brav Applaus gespendet. Manche Dinge sollte man einfach nicht weiter erörtern.

Mit dem Ende der Schulzeit und dem Beginn als steuerzahlender Arbeitnehmer und somit vollwertiges Mitglied der Gesellschaft, verschwanden auch Pickel und Angstzustände. Nach ein paar Ausrutschern am Anfang, fand ich dann mein berufliches Zuhause im Staatsdienst. Glücklicher konnte ich meine Eltern nicht machen. Der Sohn eines Kraftfahrzeugmechanikers und einer Friseurin, war nun Beamter. Bis zur Pension unkündbar. Immer volles Gehalt. Ein todsicherer Job. Und ich gebe zu, dass meine Zeit als Beamter schon seine Vorteile hatte. Aber leider auch viele Nachteile. Ich habe schnell gemerkt, dass dieser Job alles andere als meiner Natur entspricht. Mich drängte es eigentlich mehr in einen kreativeren Bereich. Journalismus, Musik oder auch gerne etwas im sozialen Bereich.

Stattdessen habe ich ganze 11 Jahre lang Akten bewegt. Und zwar von der einen Tischkante zur Anderen.

Ganz schnell, mit dem Beginn meiner Beamtenzeit, wurde ich von einer ernsthaften Krankheit heimgesucht. Ich bekam Herzrhythmusstörungen. Während verschiedener, kurzer und langer, EKGs (Abk. für Elektrokardiogramm) wurde festgestellt, dass mein Herz kleine Aussetzer hatte und zu viele Doppelschläge machte. Diese wurden über einen Zeitraum von 3 Jahren mit starken Betablockern[6] behandelt.

Wirklich beunruhigt hat mich diese Krankheit aber nicht. Ich habe damit ganz normal gelebt. Bis zu dem Tag, an dem es in meinem Beruf eine Änderung gab. In den ersten vier Jahren als Beamter hatte ich keinen festen Platz gehabt. In der Behörde, in der ich gearbeitet habe, war ich ein sogenannter Springer. Das bedeutete, dass ich immer auf dem Platz eines anderen Kollegen gesessen habe, entweder weil er krank war oder Urlaub hatte. Jeden Morgen bin ich mit der Angst und der bangen Frage zur Arbeit gefahren, welche Abteilung ich zugewiesen bekomme. Da gab es Abteilungen, die im Rahmen meines Studiums nicht gelehrt wurden. Das war zeitweise der blanke Horror. Unangenehme Kollegen gab es dazu auch noch. Mobbing stand an der Tagesordnung. Glücklicherweise bin ich davon verschont geblieben. In dieser Zeit war nicht nur mein Herzschlag aus dem Gleichgewicht, sondern mein Immunsystem machte auch was es wollte. Diverse mittlere bis schwere Infekte machten wieder viele Ärzte und Apotheker reicher. Aber mich auch - nämlich um einige lehrreiche Erfahrungen. Jedenfalls waren die Herzrhythmusstörungen von dem Tag an, an dem ich meinen festen Platz in der Behörde hatte, kein Thema mehr. Irgendwann habe ich die starken Medikamente einfach nicht mehr genommen. Meine innere

Stimme, mein Gefühl sagte mir, dass ich sie nicht benötige und so war es dann auch.

Das Glück eines gesunden Körpers währte aber nur für kurze Zeit. In der Behörde hatte ich nun also meine feste Abteilung. Ich wusste jetzt jeden Morgen, von Montag bis Freitag, welchen Platz ich für gute 8 Stunden warm halte. Aber trotzdem habe ich immer noch einen Beruf ausgeübt, der nicht meiner Berufung, meiner Leidenschaft, entsprach. Ich war einfach nicht glücklich. Mein Herz schien zwar oberflächlich betrachtet wieder im Gleichgewicht zu schlagen, aber mein Immunsystem feierte immer noch ausschweifende Partys. Ganz spontane und solche von der Sorte, wo man am nächsten Tag mit bösen Kopfschmerzen aufwacht. Ich wusste, dass ich was ändern musste. Mehr und mehr wuchs in mir das Verlangen, endlich meine Träume zu verwirklichen. Ich wollte als Sänger und Musiker mein Geld verdienen. Aber dafür diesen todsicheren Job aufgeben? Schließlich habe ich auch eine Verantwortung. In wenigen Monaten kommt mein erstes Kind auf die Welt. Und außerdem wäre ich doch bescheuert, meinen Beamtenstatus aufzugeben. Damit würde ich jegliche Sicherheiten und finanziellen Annehmlichkeiten verlieren. Dann würde es kein Weihnachtsgeld mehr geben und in Urlaub fahren kann ich dann auch erst mal knicken.

Das habe ich mir nicht nur selber dauernd vorgebetet, sondern musste mir das auch von meinen Freunden und Verwandten anhören. Immer und immer wieder. Irgendwann konnte ich es aber nicht mehr hören. Es hing mir dermaßen aus den Ohren raus. Dazu fällt mir ein schöner Spruch ein, den ich erst vor kurzem auf der Facebook-Seite meiner Ohrinsel gepostet habe: "Jeder Mensch hat 3 Leben, ein

Öffentliches, ein Privates und eins was sich andere ausdenken".

Ein paar Monate vor der Geburt meines Sohnes wachte ich auf und hatte das Gefühl, ich bin im Urlaub. An einem weiten, weißen Strand. Lautes Meeresrauschen. Aber nur auf einem Ohr. Diagnose: Hörsturz. Das zwang mich für eine ganze Weile förmlich in die Knie. Über mehrere Wochen hatte ich nun, quasi gratis, Meeresrauschen im linken Ohr. Andere kaufen sich so was auf CD und bezahlen dafür Geld. Diese Laune der Natur steckte ich diesmal aber nicht so leicht weg. Ich befürchtete, mein Leben lang diese Ohrgeräusche zu haben. Mein Traum vom Leben als Sänger und Musiker schien zu platzen. Zum Glück verschwand der Tinnitus aber nach ein paar Wochen ganz von selbst.

Das war aber auch der Anfang vom Ende in meiner beruflichen Laufbahn als Beamter. Ein paar Monate nach meinem Hörsturz habe ich meinen Ausstieg aus dem Staatsdienst beantragt. Alle Ansprüche auf Pension oder Beihilfe zur Krankenversicherung gingen von einem Tag auf den anderen flöten. Aber im Vergleich zu dem, was ich dafür gewonnen habe, sind diese Entbehrungen nur Peanuts gewesen. Was ich gewonnen habe? Den absoluten Hauptgewinn: Freiheit, Glück und vor allem Gesundheit.

4. Susi ‚Strolch & Stoffel

„Beziehung ist immer ein Kompromiss" - aus der TV-Serie Pastewka

Eine ganz entscheidende Rolle in meinem Leben, und somit auch in Bezug auf meine Gesundheit, haben meine Beziehungen gehabt. Ich spreche jetzt mal nur von ernsthaften und längeren Beziehungen.

(Die folgenden Namen wurden zum Schutz der persönlichen Rechte vom Autor geändert.)

Mit Susi führe ich nun seit über 6 Jahren die gesündeste und ehrlichste Beziehung von allen. Damit möchte ich die Zeit, die ich mit Strolch oder Stoffel verbracht habe, nicht abwerten. Alles hatte seine Zeit und somit auch seine Berechtigung, aber auch Einfluss auf meine Gesundheit. Doch ich bin auch dankbar für diese Beziehungen, denn ich konnte viel über mich lernen. Lernen und nicht zuletzt auch beobachten.

Meine erste richtig ernsthafte Beziehung hatte ich mit Stoffel. Das war zu meiner Zeit als Beamter bei der Berliner Staatsanwaltschaft. Stoffel war und ist ein Schaf im Wolfspelz, oder umgekehrt. Wie bekomme ich jetzt die Kurve? Nun, sagen wir mal so: Sie ist ein absolut liebenswerter und hilfsbereiter Mensch. Eine Seele von Mensch. Jemand, der aber ganz schlecht nein sagen kann. Im Laufe der Zeit konnte ich beobachten, dass Sie ganz oft dann krank wurde, wenn Sie sich mal wieder durch ein vorschnell gesagtes „Ja" eine Last aufgehalst hatte. Ihre Lieblingskrankheiten sind noch immer Erkältungen mit Stimmverlust und Verletzungen im Bereich des

Bewegungsapparates. Als Hobbypsychologe würde ich nun sagen, dass sie immer wieder gerne über die selbstgelegten Hürden stolpert - und sie verletzt sich wirklich nicht beim Joggen oder Sport, sie stolpert und bricht sich dann gerne mal die Kniescheibe - und der Stimmverlust bei Erkältungen schützt sie sehr sicher davor, nicht mehr Ja sagen zu können. Ein von ihr sehr gerne benutzter Begriff ist "Sturz-Schnupfen". Der fällt immer dann, wenn sie sich mal wieder über Nacht, oder Hals über Kopf, erkältet hat. Rein medizinisch gesehen gibt es aber sowas wie einen Sturz-Schnupfen nicht. Man bedenke, dass es bei einem Infekt immer eine Inkubationszeit gibt. Stoffel möge es mir verzeihen, aber der Begriff "Sturz-Schnupfen" beschreibt perfekt was immer wieder in ihrem Leben passiert.

Nach meinem Ausstieg aus dem Staatsdienst und der neu gewonnenen Freiheit als selbständiger Musiker gab es für eine ganze lange Zeit keine ernsthaften gesundheitlichen Zwischenfälle. Mein Sohn wurde geboren, und kurz danach trennte ich mich von Stoffel, der Mutter meines Kindes.

Zwar nahm ich pflichtbewusst an fast allen Erkältungswellen teil, aber da war ich ja zum Glück nicht alleine. Und wie heißt es so schön: „Geteiltes Leid ist halbes Leid". Der Vollständigkeit halber erwähne ich an dieser Stelle nur kurz einen 3-tägigen Klinikaufenthalt, wo meine Nasenmuscheln auf eine normale Größe geschrumpft wurden. Die waren nämlich chronisch vergrößert. Zyniker würden jetzt behaupten, dass ich die Nase voll hatte.

In dieser Zeit lernte ich Strolch kennen. Strolch war im Prinzip dauerkrank. Wobei krank so nicht stimmt. Rein organisch konnte man bei ihr nie etwas finden. Jedenfalls solange wir zusammen waren. Sagen wir mal so: Sie fühlte sich krank und hatte Symptome. Durch Strolch habe ich auch gelernt, dass man nie ohne einen Teelöffel aus dem Haus geht. Ich gehe zwar heute immer noch ohne Küchenbesteck aus dem Haus, aber bei ihr machte das Sinn. Den Teelöffel benötigte sie, um im Notfall ihre Magentropfen zu nehmen. Auch die hatte sie immer dabei. Mindestens ein Fläschchen war immer in ihrer Handtasche. Zu Hause, im Apothekenschrank standen immer einige Fläschchen auf Vorrat. Und es durfte auch nur eine ganz bestimmte Sorte sein. Und zwar eine, die auf dem Medikamentenmarkt sehr schwer zu bekommen war. Daher auch der Vorrat. Wie schwer diese, eigentlich vollkommen banale Mixtur aus Pfefferminz, Kamille und ein paar anderen magenfreundlichen Kräutern zu bekommen war, musste ich eines Tages schmerzlich erfahren. Wir beide hatten uns durch den Verzehr eines Döners den Magen verstimmt. Ich für meinen Teil war nach ein paar Besuchen auf dem Klo recht schnell wieder fit. Nur Strolch hatte arg mit schlimmem Bauchweh zu kämpfen. Hier konnten einzig und allein nur die Wundertropfen helfen. Zu meinem großen Unglück gab es aber im häuslichen Apothekenschrank einen Versorgungsengpass. Heldenhaft habe ich mich also auf den Weg gemacht, um diese Tropfen zu besorgen. Erst in der 10. Apotheke wurde ich endlich fündig. Selbstverständlich wurden mir in anderen Filialen alternative Produkte von anderen Herstellern angeboten, die 1:1 die gleichen Inhaltsstoffe haben. Doch bei Strolch haben erwiesenermaßen nur die speziellen Tropfen von diesem einem Hersteller geholfen. Zu ihrer Verteidigung muss ich aber auch sagen, dass ihr dieser Kräutertrunk wirklich geholfen hat. Das meine ich ohne jegliche Ironie. Ihr ging es meist schlagartig besser. Das hat ungemein zur Entspannung der Gesamtsituation beigetragen. Und nur allein das zählte. Aber waren es wirklich die Tropfen, die ihr geholfen haben?

Die Zeit mit Strolch war insgesamt jedoch eher anstrengend und nicht unbedingt von Harmonie geprägt. Es war so ähnlich wie in unserer Lieblingsserie, die wir jeden Abend schweigend beim Abendessen in uns aufsaugten. Es gab gute Zeiten, aber auch vermehrt schlechte Zeiten. Man kann es auf einen ganz einfachen Nenner bringen: Wir passten einfach nicht zusammen. Aber wie das in vielen Beziehungen so ist, arrangiert man sich. Beziehung ist halt immer ein Kompromiss. Man hat ja auch keine Wahl. Nein, den letzten Satz nehme ich zurück und bitte streiche diesen Satz auch unbedingt aus deinem Sprachgebrauch. Man hat **immer** eine Wahl. Das Problem ist nur, dass viele ihr Wahlrecht nicht nutzen.

Strolch und ich führten ein relativ spießiges, ja ganz normales, Leben. Ein Leben, was aber überhaupt nicht meiner Natur entsprach. Zwar habe ich beruflich das leben können, was ich mir immer gewünscht habe, aber das alleine hat mich nicht glücklich gemacht. Ich war seit mehreren Jahren freiberuflicher Musiker. Unter der Woche habe ich viel im Musikstudio gesessen und für mich und andere Musiker produziert, und am Wochenende stand ich mit meiner Tanzband auf den Brettern, die für mich die Welt bedeuteten. Strolch hatte einen Job in der Verwaltung. Also was ganz „Normales". 40-Stunden Woche und am Wochenende frei. Wir führten also zwei völlig unterschiedliche Leben und lebten doch zusammen. Während meiner Beziehung mit Strolch holten mich meine Erlebnisse aus der Kindheit und Jugend in Bezug auf Krankheiten auf eine skurrile Art wieder ein. Meine Mutter erlitt, mit gerade mal Anfang fünfzig, zwei lebensbedrohliche Herzinfarkte. Sie hat sie aber glücklicherweise überlebt. Ihre Symptome deckten sich exakt mit den Beschreibungen aus dem dicken Buch mit dem blauen Umschlag und dem Fernsehbericht über Infarkte, den ich als Jugendlicher gesehen hatte. Schmerzen im Arm und Druck auf der Brust. Vor diesen eindeutigen Anzeichen, verspürte sie aber Tage zuvor schon leichte Übelkeit. So wie eine Magenverstimmung. Etwas, über was man sich keine Gedanken macht und auch von selbst wieder verschwindet, oder man vielleicht ein paar Magentropfen nimmt. Das war 2005. In dem Jahr wo ich Strolch kennengelernt habe.

An einem Sonntagabend im Januar 2007: Von ganz weit weg höre ich eine männliche Stimme: „Hallo Herr Fields, hören Sie mich? Hallo!" Die Stimme ist mir vollkommen unbekannt. Es ist dunkel. Was daran liegt, dass ich die Augen geschlossen habe. Langsam öffne ich die Augen. Ich realisiere, dass ich auf meiner Couch liege. Im Hintergrund höre ich aus dem Fernseher die Abspannmelodie der „Lindenstraße". Träume ich? Dann höre ich wieder die männliche Stimme. Diesmal mit höhnischem Lachen und leicht ironischem Tonfall. „Na, da sind sie ja wieder, Lindenstraße ist wohl etwas zu aufregend für sie, oder?" Im nächsten Moment erkenne ich meine Freundin, die aufgelöst neben mir steht und über mir der mir immer noch unbekannte Mann. Ein Blick auf seinen blauen Pullover verrät mir, dass er von der Feuerwehr ist. Aha. Jetzt verzieht sich auch langsam der Nebel in meinem Kopf. Noch etwas bruchstückhaft erinnere ich mich, dass ich wohl ohnmächtig geworden bin. Ich erinnere mich auch an Atemnot, an aufkommende Panik, und dass ich Strolch sehr kurzatmig sagte, sie solle schnell den Notarzt rufen. Umso mehr ich zu mir kam, wurde mir klar, dass ich wahrscheinlich einen Infarkt hatte. Einen Schlaganfall konnte ich ausschließen. Da passten die Symptome nicht. Ich konnte sprechen sowie Arme und Beine bewegen. Ich machte mich nun innerlich darauf gefasst, mit Blaulicht ins Krankenhaus gefahren zu werden. Erstaunlicherweise war ich aber sehr ruhig. Ich dachte mir, dass ich wahrscheinlich noch mal Glück im Unglück hatte. Die Anwesenheit der Feuerwehr beruhigte mich auch ungemein. Allerdings gingen sie ohne mich. War es nun doch schlimmer als ich dachte? Lohnt sich die Fahrt ins Krankenhaus nicht mehr? Panik kroch wieder in mir hoch. Meine Freundin versuchte mich zu beruhigen. Sie versicherte mir, dass die Männer vom Rettungsdienst sagten, dass ich nur so was wie eine Angstattacke hatte. Ich solle einen Kamillentee trinken und bei der nächsten Attacke in eine Tüte atmen. Das konnte ich alles nicht glauben. Ich war mir ganz sicher, dass es wirklich nicht besonders gut um mich steht. Ich kann ja 1+1 zusammenzählen. Die letzten Wochen waren einfach Stress pur. Im Schnellverfahren habe ich meinen Führerschein gemacht, ich war Tag und Nacht im Studio, an den Wochenenden stand ich bis spät in die Nacht mit meiner Band auf der Bühne und meine Beziehung war auch nicht gerade von Harmonie geprägt. Dazu noch wenig Sport und meine Ernährung bestand auch größtenteils aus Mikrowellenessen und zuckerhaltigen Limonaden. Als Strolch dann erwähnte, dass noch nicht mal ein Notarzt dabei war, spürte ich den nächsten Anflug von Panik. Nun versuchte ich mich aber selber zu beruhigen. Vielleicht hatten die von der Feuerwehr ja recht. Zur Sicherheit ließ ich aber noch einen Bereitschaftsarzt kommen. Mit den Worten „Angst macht krank" gab er mir eine Beruhigungstablette und wünschte mir eine gute Nacht.

November 2007: Ich sitze in meinem kleinen Musikstudio und bastele an neuen Ideen. Schon seit dem Aufstehen ist mir nicht ganz wohl. Mir ist etwas übel. Die Wundertropfen meiner Freundin helfen nur bedingt. Habe ich eventuell was Verdorbenes gegessen? Oder ... ? Nein, das kann doch nicht schon wieder eine Panikattacke sein. Einfach tief durchatmen und weiter arbeiten. Nur nicht dran denken. Es wurde aber nicht besser. Jetzt kam zur Übelkeit auch noch ein einengendes Gefühl in der Brust dazu. Und wenn ich mich ganz stark drauf konzentrierte, konnte ich einen leichten Schmerz im Arm spüren. Ich glaube es war der linke Arm. Die Symptome waren ziemlich eindeutig. Nach stundenlangem Abwägen bat ich meine Freundin, mich ins Krankenhaus zu fahren.

In der Notaufnahme wurde auch nicht lange gefackelt. Sofort wurde ich auf eine Liege verfrachtet. So schnell kam ich noch nie bei einem Arzt dran. Dem Blick der Empfangskrankenschwester nach zu urteilen und der unmittelbaren Platzierung auf der Liege, musste es diesmal was Ernstes sein. Daran bestand nun kein Zweifel mehr. Sofort wurde ich mit einem EKG verkabelt und mir wurde Blut abgenommen. Und dann begann eine lange und zermürbende Zeit des Wartens. War es nun der schon seit meiner frühesten Jugend befürchtete und fast schon heraufbeschwörte Herzinfarkt? Der Jüngste war ich ja nun mit Mitte 30 auch nicht mehr. Sofort musste ich an eine Klassenkameradin aus der Grundschulzeit denken, die mir eines Morgens auf dem Weg zur Schule erzählte, dass Ihr Vater letzte Nacht an einem Infarkt gestorben ist - er wurde nur 37 Jahre alt.

Die Zeit des Wartens nutzte ich auch dazu, mir darüber Gedanken zu machen, was ich alles für meinen Krankenhausaufenthalt benötigte. Endlich hätte ich mal Zeit, alle Harry-Potter-Bücher zu lesen. Und die CDs von Johnny Cash, die ich mir vor 2 Jahren gekauft habe und die immer noch in Cellophan eingeschweißt im Ikea-Regal liegen, könnte ich dann auch ganz in Ruhe hören. Nach einer gefühlten Ewigkeit wurde ich in ein Behandlungszimmer gerufen. Die Verkabelung hatte man mir in der Zwischenzeit abgenommen. Das verwunderte mich schon etwas und nun sollte ich auch noch aufstehen. Wieder hörte ich meinen Namen den Gang hinunter schallen. Mit butterweichen Knien schritt ich zum Behandlungszimmer. Dort erwartete mich freundlich lächelnd ein sonnengebräunter, junger Arzt. Etwas skeptisch betrat ich das Zimmer und wollte mich wieder auf eine Behandlungsliege legen. Der Arzt wies mir aber mit herunterspielender Handbewegung einen Hocker zu. „Tja, Herr Fields", sagte er und machte dann erst mal eine bedeutungsschwangere Pause. „Das EKG und ihre Blutwerte sind einwandfrei. Solche guten Werte bekomme ich hier nur selten zu Gesicht. Kurzum: Sie sind kerngesund." Dann streckte er mir die Hand entgegen und wollte mich verabschieden. Aber so leicht und schnell wollte ich mich nicht schon wieder abspeisen lassen. Gut, diesmal war es augenscheinlich wirklich ein Arzt. Und auf seinem Namensschild stand eindeutig ein Dr. med. als Berufsbezeichnung.

Trotzdem, irgendwas stimmte doch nicht mit mir. Da gab mir Dr. med. Sonnenschein auch recht. Gemeinsam klopften wir noch ein paar Eckdaten aus meinem Leben ab. Beruf, Eltern, Medikamente, Sport, Ernährung und so weiter. Auch hier schienen alle Werte im grünen Bereich. Gut, mein klitzekleines Wohlstandsbäuchlein verriet schon, dass ich etwas mehr Bewegung vertragen könnte. Aber die Herzinfarkte meiner Mutter haben ja nichts mit mir zu tun. Sowas steckt nicht in den Genen. Na gut, dann war ich also gesund. Nicht wirklich überzeugt verabschiedete ich mich vom Doktor. Als ich schon auf dem Gang und auf dem Weg zu meiner, seit Stunden bange wartenden, Freundin war, rief mich der Arzt noch mal zurück. Also doch! Wahrscheinlich hat er etwas übersehen oder die Untersuchungsakten wurden vertauscht. Ich war auf alles gefasst. Auf fast alles. Nur nicht auf die Frage, die er mir stellte: „Herr Fields, sind sie glücklich?"

TEIL 2:
FAKTENCHECK

1. Zurück zur Natur

„Alles, was gegen die Natur ist, hat auf die Dauer keinen Bestand." - Charles Darwin

Wann warst du das letzte Mal im Wald? Weit weg von der Zivilisation und für einen kurzen Moment wieder im Einklang mit der Natur. Einklang - Ein schönes Wort oder? Wie klingt das für dich? Du und die Natur seid ein Klang! Ein Spaziergang im Wald eignet sich hervorragend zum Auftanken der Batterien und zum Abschalten vom Alltagsstress. Aber wusstest du auch, dass ein Waldspaziergang effektiver und gesünder sein kann als schweißtreibender Sport? Du solltest den Effekt eines Spaziergangs nicht unterschätzen. Wenn du lange genug unterwegs bist, verbrennst du zum Einen nicht nur jede Menge Kalorien, sondern beugst aktiv Zivilisationskrankheiten wie Herzinfarkt oder Schlaganfall vor. Toll, oder? Und das alles nur, weil man eine Stunde in der Natur unterwegs war.

Die unglaublich positive Wirkung eines Waldspaziergangs konnte ich erst vor Kurzem am eigenen Leib erfahren. Ich habe wochenlang an einem Hörbuch gearbeitet. Tag und Nacht. Sonnenlicht sah ich kaum. Ich merkte, wie meine Leistung immer mehr abnahm. Ähnlich wie bei der Tankanzeige im Auto. Der Zeiger steht auf Null und eigentlich hätte der Wagen schon längst stehen bleiben müssen. Aber kurz davor springt die kleine Nadel in der Anzeige noch mal einen Millimeter zurück und das Auto fährt weiter. Irgendwann bleibt es natürlich stehen, und wenn man nicht gerade einen Kanister mit Benzin im Kofferraum hat, könnte das ein unangenehmer und teurer Spaß werden. Soweit wollte ich es aber mit meinem Körper nicht kommen lassen. Also schnappte ich mir meine Frau und fuhr mit ihr in den schönen Berliner Grunewald. Schon nach wenigen Minuten merkte ich, wie ich praktisch schlagartig in den Entspannungsmodus wechselte. Ich spürte förmlich wie sich meine Akkus wieder aufluden. Ein Gefühl, wie neugeboren zu sein.

Forscher aus England haben diesen schnell einsetzenden und vitalisierenden Effekt bei einem Waldspaziergang bestätigt. Des Weiteren haben sie herausgefunden, dass schon 5 Minuten in der Natur ausreichen, um das Selbstwertgefühl zu steigern und das Immunsystem zu stärken.[7]

Schuld daran soll ein Stoff namens Phytonzyden sein. Diese Substanz wird von Pflanzen gebildet, die sich damit vor Krankheitserregern und Schädlingen schützen. Wenn wir also im Wald spazieren gehen, atmen wir diesen Stoff ein und profitieren möglicherweise von dem stärkenden Effekt auf das Immunsystem.

Was würde also passieren, wenn wir viel mehr in der Natur sein würden? Ja, wie würde es uns gesundheitlich gehen, wenn wir in der Natur leben würden? Würden wir krank werden? Wahrscheinlich ja. Zumindest wenn wir vorher kaum oder nur wenig Berührung mit der Natur hatten. Und ich glaube auch, dass ich es nicht lange aushalten würde. Jedenfalls nur in der Natur. Ich lebe gerne in der zivilisierten Welt, mit all ihrem Komfort und technologischen Schnickschnack.

Glaubst du, dass ein Elefant, der in einem Zoo lebt, ein längeres und vor allem gesünderes Leben hat, als sein Artgenosse in der freien Natur? Bedenke dabei Folgendes: Der Zooelefant wird persönlich betreut, hat kostenlose medizinische Rundumversorgung und auch um die Partnerwahl muss er sich nicht kümmern. Das hört sich doch nach einem Schlaraffenland für Dickhäuter an, oder? Aber entspricht das Leben in Gefangenschaft seiner Natur? Natürlich nicht. Und so haben in Gefangenschaft lebende Tiere eine weitaus geringere Lebenserwartung, als in Freiheit lebende Tiere. In einer Vergleichsstudie[8] mit rund 5000 Elefanten wurde festgestellt, dass eingesperrte Elefanten unter vielen Krankheiten leiden, die in freier Wildbahn kaum bis gar nicht auftreten.

Evolutionstechnisch betrachtet sind wir auch nur primitive Säugetiere, die in der Natur am besten aufgehoben wären. Da wir aber in unserer hochmodernen und zivilisierten Welt schon lange nicht mehr auf Bäumen leben, haben wir uns mehr und mehr von unserer wahren Natur entfernt. Sind wir nicht irgendwie auch Gefangene? Eingesperrt in der Zivilisation? Wenn auch auf freiwilliger Basis. Aber dafür natürlich mit jährlichem Freigang, auch Pauschalurlaub genannt.

„Der Mensch opfert seine Gesundheit, um Geld zu machen. Dann opfert er sein Geld, um seine Gesundheit wiederzuerlangen. Und dann ist er so ängstlich wegen der Zukunft, dass er die Gegenwart nicht genießt; das Resultat ist, dass er nicht in der Gegenwart oder in der Zukunft lebt; er lebt, als würde er nie sterben, und dann stirbt er und hat nie wirklich gelebt."- Dalai Lama

Die Natur kennt keine Krankheit. Jedenfalls nicht so wie wir Menschen sie kennen. Hast du schon mal von einem Elefanten gehört, der sich erkältet hat? Bei so einem langen Rüssel wäre das sicherlich auch kein Vergnügen. Also warum wird ein Tier, was Tag und Nacht, bei Wind und Wetter draußen in der Natur lebt, nicht krank? Warum erkältet er sich nicht? Nun, weil die Krankheit „Erkältung" eine Erfindung der Menschen ist - insbesondere der Pharmaindustrie. Du könntest im Winter jeden Tag Eisbaden gehen und würdest dich nicht erkälten. Dir wird zwar saukalt sein, aber deine Körpertemperatur wird noch nicht mal fallen. Ganz im Gegenteil. Sie wird sogar steigen, denn dein Immunsystem wird anfangen auf Hochtouren zu arbeiten, deine Körperzellen erwachen aus dem Winterschlaf und mobilisieren dich. Du bräuchtest noch nicht mal Winterkleidung. Rein theoretisch könntest du auch im Winter mit kurzen Sachen zur Arbeit gehen. Du wirst mit Sicherheit nicht krank. Allerhöchstens dein Chef könnte ernsthaft etwas dagegen haben, der eine zu sommerliche und spärliche Kleidung im Winter nicht für angebracht hält. Also deshalb würde ich es nicht riskieren. Solange es dir aber Spaß macht, wird dir die Kälte nichts anhaben können. Allerdings möchte ich auch davon abraten, sich stundenlang halbnackt bei Minusgraden im Schnee zu wälzen. Auch, wenn du dich vielleicht nicht erkältest, so musst du im schlimmsten Fall mit Erfrierungen rechnen, und die können mal richtig unangenehm werden. Deshalb würde ich allen jungen Lesern, die noch zur Schule gehen und eine Krankheit vortäuschen wollen, um die blöde Matheklausur zu umgehen, empfehlen, sich eher mit dem Trick eines an die Nachttischlampe gehaltenen Fieberthermometers zu begnügen. Das ist ungefährlicher, doch seid euch sicher: Eure Eltern durchschauen euch so oder so. Auch wenn sie es sich nicht anmerken lassen.

Noch heute versucht meine liebe Schwiegermutter meine Frau jeden Winter aufs Neue dazu zu überreden, Mützen zu tragen. Sie bekommt dann auch schicke Pudelmützen geschenkt. Dabei hasst meine Frau Mützen jeder Art. Sie hat

Ihre puscheligen Ohrenschützer und das reicht ihr. Hauptsache die Ohren sind warm. Und sie hat ja auch Recht. Kalte Ohren sind einfach nur unangenehm. Und mehr als das – die Haut der Ohrmuscheln und des Innenohrs hat zwei Besonderheiten: Sie ist sehr dünn und ist ohne kälteisolierendes Fettgewebe ausgestattet. Dazu kommt, dass die Nerven im Innenohr ungeschützt unmittelbar unter der Haut verlaufen. Das macht Ohren sehr empfindlich und schmerzanfällig.

Aber die Mutter meiner Frau schenkt ihr mit den Mützen auch Begründungen dazu, warum Sie unbedingt ihren Kopf warm halten sollte. Du ahnst es schon, oder? Genau, sie könnte Zug bekommen. Noch so ein Ammenmärchen. Wenn es so etwas wie „Zug bekommen" wirklich gäbe, müssten dann nicht Segler und Surfer ständig Opfer von Erkältungen sein? Da sie aber mit Freude und Vergnügen ihren Sport ausüben, sind sie, wie durch einen unsichtbaren Zauberumhang, auf wundersame Weise geschützt.

Betrachten wir es mal ganz nüchtern und aus medizinischer Sicht: Einen Schnupfen bekommen wir nur, wenn wir uns mit einem Virus anstecken. Dazu muss unser Immunsystem geschwächt sein. Also der Zauberumhang ist vielleicht etwas löchrig. Das kann aber zu jeder Jahreszeit passieren. Ich denke, jeder hat sich auch schon mal zwischen Mai und September mit einem Infekt herumgeschlagen. Damit das für den Menschen besser erklärlich ist, sprechen wir von einer Sommergrippe. Dabei haben die wenigstens von uns eine wirklich ernstzunehmende Grippe. Meine Mutter lässt sich, seit ich denken kann, jeden Herbst gegen die Grippe impfen. Tatsächlich ist sie auch nie an einer Grippe erkrankt. Dafür ist sie aber mehrmals im Jahr erkältet. Meist auch gleich nach der Impfung, was aber völlig normal ist, hat sie mir erklärt.

Das muss man einfach mal für einen Moment auf sich wirken lassen. Wir lassen uns gegen Grippe impfen, erkranken zwar nicht an der Influenza, werden aber unmittelbar nach der Impfung krank. Rein mental scheint der Mensch zum Teil doch noch auf Bäumen zu leben.

Wenn du eine gute Krankenversicherung hast, übernimmt diese die Kosten von rund 30 Euro für die Impfung. Wenn du aufgrund der Impfung an einem Infekt erkrankst, der vielleicht alles in allem ca. 14 Tage dauert, bist du auf die Schnelle mal 70 Euro los, denn neben den Kosten für die Impfung wirst du nun in die Apotheke rennen und dir Kopfschmerztabletten, Nasenspray, Hustensaft und noch ein Universal-Grippe-Mittel kaufen. Na, herzlichen Glückwunsch!

Wie wäre es denn, wenn man einfach mal an der nächsten Grippewelle nicht teilnimmt? Nutze dein Wahlrecht. Ich habe Erkältungen und Schnupfen vor ein paar Jahren erfolgreich abgewählt. Und es ist ganz einfach und kostenlos. Ich spare sogar dabei, denn ich gebe im Großen und Ganzen kaum noch Geld für Erkältungsmittelchen jedweder Art aus. Wie ich das gemacht habe? Ich habe mein angeborenes Recht auf Gesundheit in Anspruch genommen und wieder gelernt, im Einklang mit der Natur zu leben.

Hört sich das nicht ganz wunderbar an? „Im Einklang mit der Natur." Also einfach zurück zur Natur? Ja, aber nur die erwähnten Waldspaziergänge reichen nicht aus, denn die Natur lässt sich nun so einfach dann doch nicht austricksen. Doch es ist ein Anfang. Ein sehr guter sogar.

Um im Einklang mit der Natur zu leben, musst du jetzt aber nicht jeden Tag einen Baum umarmen. Kann man machen, muss man aber nicht. Ein gesundes, erfolgreiches und erfülltes Leben setzt sich, nach meinen ganz persönlichen Erfahrungen, aus 5 verschieden Grundpfeilern zusammen.

- Gesunde Ernährung
- Bewegung an frischer Luft
- Ausreichend Sonnenlicht
- Gesunde Gedanken
- Gesunde Atmung

Ich will dir aber nichts vormachen. Eine Umstellung von heute auf morgen wird nicht oder nur schwer möglich sein, vor allem, wenn du ein Leben lang gegen die Naturgesetze und somit auch gegen deinen Körper gearbeitet hast. Es erfordert Disziplin und Durchhaltevermögen. Und wenn du gerade denkst, dass du auf einem guten Weg bist, wird dich dein Körper ohne Vorwarnung gemein und hinterhältig aus der Bahn werfen. Aber sei ihm nicht böse. Jahrelang wolltest du nicht auf ihn hören, hast nicht mit ihm kommuniziert. Tja, und wer nicht hören will, muss fühlen. Ein Spruch, der mit Sicherheit unter den TOP 5 der Elternweisheiten gefunden wird. Wie habe ich diesen Spruch gehasst.

Übrigens lerne ich auch immer noch. Da fällt mir noch ein Klassiker unter den Elternweisheiten ein: „Man lernt nie aus." Gelernt habe ich in den letzten Jahren wirklich eine Menge. Aber ich durfte vor Kurzem auch mal wieder ordentlich fühlen. Während ich hier in einem Apartment an der Ostsee sitze und an diesem Buch schreibe, erhole ich mich auch von einem ziemlich heftigen Infekt. Den ersten seit fast drei Jahren. Habe ich dich neugierig gemacht? Ein paar Kapitel später werde ich dir erzählen, warum mich nach langer Zeit mal wieder eine Erkältung zu Boden gestreckt hat.

Doch ich will es noch mal sagen, und du wirst es in diesem Buch immer wieder lesen: Die Natur kennt keine Krankheit. Sie hat auch gar kein Interesse dran. Die Natur meint es wirklich gut mit dir. Die Natur ist sogar über einen sehr langen Zeitraum nicht nachtragend. Dein Körper wird, auch wenn du eine Weile gegen ihn arbeitest, immer wieder dafür Sorge tragen, dass es dir gut geht. Dein Körper mag dich nämlich. Er liebt dich. Er ist so dankbar, dass er ein Teil von dir ist, dass er dir eine Menge verzeiht. Aber irgendwann dann, wenn auch bei ihm das Fass zum Überlaufen gekommen ist, wehrt er sich. Dein Körper bekommt so was wie einen Burn-Out. Er ist ausgebrannt bzw. brennt sein Motor dann nur noch auf ganz kleiner Flamme. Genau das bekommen wir dann als, mehr oder weniger schwere, Krankheit zu spüren. Allerdings ist das keine Aufforderung von deinem Körper, Medikamente zu nehmen. Pharmazeutische Erzeugnisse können uns nicht heilen. Überlege doch mal, wie dein Körper, der sich eigentlich nur nach etwas Ruhe sehnt, reagiert, wenn du ihm nun irgendwelche chemischen Keulen schickst. Im schlimmsten Fall gibt er auf und verlässt dich.

Die Natur ist großzügig und ausschweifend. Schau doch mal ganz bewusst hin. Überfluss, wohin das Auge nur sehen kann. Reiß mal in deinem Garten oder im Park ein Büschel Gras aus. Wenn du es der Natur überlässt, werden in kurzer Zeit neue Grashalme nachwachsen. Ein bisschen Regen, ein bisschen Sonne und Ruhe. Mehr braucht es nicht. Wenn du nun aber dauernd auf der freien Stelle herum trampelst, chemisches Düngemittel verwendest, oder bei der nächsten Grillparty, rein versehentlich, genau an dieser Stelle Bier oder Schnaps verschüttest, wird mit an Wahrscheinlichkeit grenzender Sicherheit kein neues Gras wachsen. Und wenn doch, dann wird keine gesunde Pflanze entstehen. Eine, die nicht prächtig blüht oder viel schneller eingeht, als das Gras was man in Ruhe gelassen hat. Ich gebe dir natürlich Recht wenn du jetzt sagst, dass die Pflanze dann krank ist und meine Theorie, dass die Natur keine Krankheit kennt ja wohl so ganz und gar nicht stimmt. Aber denk doch mal weiter, vielleicht auch so ein bisschen um die Ecke: Wer hat denn dafür gesorgt, dass das Gras nicht so schön wächst? Unter normalen Umständen, ja unter natürlichen Umständen wäre die Pflanze nicht erkrankt.

Die Natur lässt sich nicht in ihr Werk pfuschen. Irgendwann wird sie sich rächen. Wobei, das klingt viel zu böse. Die Natur ist nicht böse. Sie ist nur darauf bedacht, einen Ausgleich zu schaffen. Man muss sie einfach nur lassen.

Und Eines solltest du nie vergessen: Du bist auch ein Teil der Natur.

2. Gesunde Gedanken

"Du wirst morgen sein, was Du heute denkst." - Buddha

Kennst du die Ratiopharm-Zwillinge? Die aus der Fernseh-Werbung, du weißt schon: „Gute Preise – gute Besserung!". Ist dir schon mal aufgefallen, dass sie offensichtlich nur zwischen September und April das Haus verlassen und dann zur Apotheke gehen? Also zur kalten Jahreszeit in unseren Breitengraden. Ich frage mich gerade, ob da irgendein Zusammenhang mit „Mon Cheri" besteht. Der in Billigfusel ertränkten, und mit Schokolade umhüllten Sauerkirsche, auf die ich als Kind immer so scharf war. Also warum gibt es nur im Herbst und Winter Werbung für Grippemittel? Genau, weil die kalte Jahreszeit Erkältungszeit ist. Jedenfalls will uns das die Werbung weismachen. Und zwar um jeden Preis. Vor allem zu einem sehr teuren Preis. Jede Apothekenzeitschrift wird dir jede Schnupfensaison aufs Neue berichten, dass es keine Medikamente gibt, die Erkältungen heilen. Absolut richtig. Was aber das bunte Blättchen mit dem Häschenposter in der Mitte verschweigt ist, dass **keine** Krankheit auf der Welt durch Medikamente geheilt werden kann. Medikamente können höchstens Schmerzen lindern und unterstützend agieren. Wirklich heilen kann sich nur der Körper selbst. Wenn man ihn nur lässt. Man kann es gar nicht oft genug sagen: Jede Operation, jeder Eingriff in den menschlichen Körper kann nie heilen. Sie kann im besten Fall zur Heilung und Genesung beitragen. Aber selbst Knochen, die nach einem Bruch vorübergehend mit Nägeln zusammengehalten werden, wachsen am Ende dann doch aus eigener Kraft wieder zusammen.

Zurück zu unseren hübschen und dauerverschnupften Zwillingen aus der Fernsehwerbung. Gehörst du zu den

Menschen, die mindestens einmal jährlich an der Erkältungswelle teilnehmen? Ich gehörte jahrelang zu dieser Personengruppe. Mit Grauen habe ich schon zu Beginn des Herbstes, ach was zum Ende des Sommers, auf die ersten Anzeichen gewartet. Auch für mich gab es keinen Zweifel daran, dass die zuerst nasse und dann später kalte Jahreszeit, auch Erkältungszeit ist. Es war ja jedes Jahr dasselbe. Also warum werden ganz viele Menschen zu dieser Zeit häufiger krank als im Sommer? Dafür gibt es aus meiner Erfahrung nach zwei Hauptursachen: Zum Einen können wir getrost dem Herbst und Winter die Schuld geben. Allerdings nur insofern, dass wir in diesen Monaten unser Verhalten ändern. Während wir zwischen Mai und September vermehrt an der frischen Luft waren und im besten Fall sogar Sonnenlicht getankt haben, verkriechen wir uns beim ersten nasskalten Regentropfen in unsere von Heizungsluft gewärmten vier Wände. Sozusagen wieder ganz weit weg von Mutter Natur. Die Folge ist, dass wir unseren Körper nicht mehr fordern und er automatisch seine Funktionen herunterfährt. Wir, bzw. unser Körper befinden uns im Winterschlaf. Und damit es uns auch so richtig schön gemütlich zu Hause ist, nehmen wir mehr Nahrung zu uns. Die bunten Weihnachtsteller werden schon im Oktober gefüllt und sind dann oft bereits Anfang November das erste Mal leer. Das Verrückte daran ist, dass der Körper doch gar nicht mehr Nahrung benötigt. Er arbeitet ja eh auf Sparflamme. Obwohl unser Körper dieses Spielchen nun schon seit Jahren kennt, fährt er aus reiner Gewohnheit auch das Immunsystem runter. Wie soll er auch vernünftig arbeiten? Wir entziehen ihm das Sonnenlicht, bewegen uns weniger, nehmen weniger Sauerstoff auf und ernähren uns von Mon Cheri, Stollen und anderen Leckereien. Jetzt braucht uns nur jemand aus 10 Metern Entfernung anzuhusten, und wir knicken ein wie ein Grashalm im Wind. Aber eigentlich brauchen wir nur jemanden zu sehen, der mit einer roten Nase herumläuft. Wenn es nicht gerade Rudi, das kleine Rentier ist, wissen wir, dass es nicht mehr lange dauern kann, bis wir auch fällig sind. Außerdem wurde es ja auch erst heute Morgen im Radio angesagt: „Ziehen sie sich warm an, die Grippewelle hat Deutschland fest im Griff".

Kennst Du die Geschichte vom „Tod und der Cholera"?

Alljährlich besuchte die Cholera die heilige Stadt Mekka und forderte ihre Opfer. Ihr Begleiter war der Tod. Vor den beiden her lief die Furcht und schlich sich, vom Torwächter unbemerkt, in die Stadt ein. Bald danach stand die Cholera vor dem Tor und begehrte um Einlass. Der Torhüter öffnete und sprach: „Kommst du auch dieses Jahr wieder und befällst die Menschen?" „Ja, auch dieses Jahr", sagte die Cholera, „aber ich verlange nicht mehr als sonst." „Wie viele Menschen forderst du?" „500, wie immer, ich verspreche es dir." Dann wendete sich der Torwächter an den Tod, den Begleiter der Cholera: „Wie viel wirst du holen?" „Nicht mehr, als meine Freundin, die Cholera, mir gibt. Du kannst es mir glauben." Darauf ließ der Wächter die beiden in die Stadt, wo sie ihr grausiges Werk verrichteten. Nach einiger Zeit kamen sie wieder ans Tor und verlangten, dass der Torwächter sie heraus ließe. „Nun", fragte der Torwächter die Cholera, „wie viele Opfer sind dir in die Hände gefallen?" „Ich habe mein Versprechen gehalten und die Zahl nicht überschritten. Ich nahm nur 490 Menschen." Der Wächter war zufrieden und sprach zum Begleiter den Tod: „Und wie viele nahmst du dir?" „Mehr als 1000 Tote nahm ich mir", sagte der Tod. Da erschrak der Torhüter sehr. „Sag, wie ist es möglich? Die Cholera gab dir noch nur 490." Der Tod lächelte spöttisch. „Ja", sagte er, „der Cholera fielen nur 490 zum Opfer, aber du hast nicht bemerkt, dass die Furcht sich in eure Stadt einschlich. Die Furcht hat mehr Unheil angerichtet, als die Cholera." (Arabische Legende)

Der bekannte Psychotherapeut, Autor und Seminarleiter Robert Betz sagt: „Wenn Gedanken weh tun würden, würden die meisten Menschen schreiend durchs Leben laufen". Zum Glück sind wir uns aber nicht bewusst, was wir den ganzen lieben Tag lang denken. Denn wenn wir mal darüber nachdenken, dass tagtäglich ca. 50.000 Gedanken durch unseren Kopf schießen und wir dies spüren würden, dann würden wir nicht nur schreien, sondern wir würden womöglich daran zugrunde gehen. Also ein Hoch auf die Natur, auf unser Unterbewusstsein, dass es uns davor schützt. Leider schützt uns aber unser Verstand nicht davor, was in unserem Unterbewusstsein gespeichert wird. Alles was wir für wahr halten, oder - noch schlimmer - empfinden, landet ungefiltert in den Tiefen des Unterbewussten und bestimmt so unser Leben. Wenn man also nicht wachsam ist, dann landen dort nicht nur negative Gedanken, sondern auch Emotionen wie Angst. Meist ist es vollkommen unbegründete Angst.

Angst macht krank. Das ist nicht nur meine Meinung und Erfahrung, sondern auch seit langem wissenschaftlich bewiesen. Seit ein paar Jahren nehme ich nun nicht mehr an den berühmten Erkältungswellen teil. Das hängt u.a. damit zusammen, dass ich einfach ein durch und durch von der Sonne geküsstes Leben führe. Ich habe meine Ernährung umgestellt, ich bin häufiger an der frischen Luft und ich habe noch etwas ganz Entscheidendes geändert: Ich höre oder lese keine Nachrichten mehr. Glaub mir, Nachrichten sind pures Gift für deinen Kopf und letztendlich auch für deine körperliche Gesundheit. Nachrichten schüren Angst. Und Angst macht... na ja, du weißt schon.

Bleiben wir mal beim Thema Erkältungszeit. Warum muss ich mir von den Medien und von der Werbung sagen lassen, dass ich gefährdet bin, einen Infekt zu bekommen? Den kann ich auch im Juli bekommen. Aber so funktioniert unser Gesundheitssystem, was eigentlich Krankheitssystem heißen müsste. Das ist eine ganz einfache und simple Rechnung: Die Pharmaindustrie braucht Geld – Die Medien brauchen Geld – Medien finanzieren sich hauptsächlich durch Werbung – Die Pharmaindustrie investiert hohe Summen in Werbung – Die Medien zeigen Werbung – Die Menschen schauen Werbung – Die Menschen glauben der Werbung und den Berichten aus den Massenmedien – Die Menschen werden krank, gehen zum Arzt und kaufen Medikamente – Viele dieser Medikamente haben Nebenwirkungen – Der Mensch wird wieder krank - Die Pharmaindustrie verdient viel Geld. Ein Teufelskreis, oder?

Es gibt einen schönen Satz von Dr. Max-Otto Bruker[9]: „Essen und trinken Sie nichts, wofür Werbung gemacht wird!". Dazu möchte ich noch ergänzen: Glaube nichts, worüber in den Massenmedien berichtet wird. Kümmere dich wirklich gut um deine Gedanken. Je gesünder und positiver du denkst und dir vor allem deine eigene Meinung bildest, umso vitaler und fitter wirst du auch sein.

Natürlich gab es auch in meinem Leben eine Zeit, in der ich ganz viel Nachrichten konsumiert habe. Schließlich muss man ja auch wissen was in der Welt so los ist. Aber weiß ich das durch das Lesen oder Schauen von Nachrichten wirklich? Kann ich denn glauben was dort berichtet wird? Und was haben diese Nachrichten mit meinem Leben zu tun? Zu 80% nichts. Doch haben sie einen unglaublichen Einfluss auf mein Denken und somit auch auf mein Verhalten. Der Autor Neil Postman[10] hat mal ein schönes Beispiel gebracht:

Angenommen du siehst in den Nachrichten, dass eine Lagerhalle in Chicago abgebrannt ist, welchen Nachrichtenwert hat diese Botschaft für dich? Absolut Keine! Diese Information wäre nur von Bedeutung für dich, wenn es deine eigene Lagerhalle wäre. Aber in diesem Fall würde dich diese Nachricht so oder so erreichen.

Die Zeit in der ich sehr viele Nachrichten konsumiert habe, war auch eine Zeit in der ich sehr oft krank war. Mein Tagesablauf sah für eine lange Zeit ungefähr wie folgt aus:

6:30 Aufwachen mit dem Radiowecker. Ich höre die ersten Kurznachrichten.

Anschließend Zähneputzen, Duschen etc. Dabei lief natürlich das Radio.

Frühstücken. Dabei Zeitung lesen und Radio hören.

Mit dem Auto ins Büro. Im Autoradio lief natürlich ein Radiosender. Während der ca. 30 Minuten Autofahrt gab es mindestens 2 Nachrichtenblöcke.

Im Büro lief natürlich auch das Radio.

Nachmittags wieder mindestens 30 Minuten Autofahrt mit Radiogedudel und vielen Nachrichten.

Zuhause Kaffee trinken und den Fernseher einschalten. Auch mal schnell im Videotext schauen, wie die Lage im Irak ist.

Zum Abendessen auch gerne Fernsehen. Das entspannt so schön und lenkt von den eigenen Problemen ab. Aha, die Lage im Irak hat sich verschlechtert. Der Blockbuster auf

Sat1 verschiebt sich um einige Minuten wegen einer Sondersendung, die ich mir natürlich auch anschaue.

Ca. 22:30 dann noch mal Tagesthemen und um 23:00 habe ich dann voll informiert das Licht ausgemacht.

So ging das wirklich Jahre, und ich habe nur selten den Wahrheitsgehalt der Nachrichten auch nur ansatzweise hinterfragt. Das war noch zu Zeiten als das Internet noch in den Kinderschuhen steckte.

Dank sozialer Netzwerke verbreiteten sich Nachrichten heutzutage schneller als sie vielleicht entstehen. Und gesund ist das mit Sicherheit nicht.

3. Gesunde Ernährung

„Das Essen soll zuerst das Auge erfreuen und dann den Magen." - Johann Wolfgang von Goethe.

Schau mal bei Amazon nach Büchern, die sich mit dem Thema „Gesunde Ernährung" beschäftigen. Du wirst mehr finden, als dir lieb ist, und am Schluss siehst du den Wald vor lauter Bäumen nicht. Meine persönliche Erfahrung ist, dass es „Die einzig wahre und gesunde Ernährung" nicht gibt. Was dem einen gut tut, muss noch lange nicht bei jemand anderem funktionieren. Doch es gibt grundsätzliche Sachen, die unerlässlich sind, um ein gesundes Leben zu führen. Dazu gehört u.a., dass wir viel Flüssigkeit, am besten in Form von Wasser, zu uns nehmen. Nun stellt sich aber die Frage, wie viel ist „viel"? Immer wieder liest man von Empfehlungen wie 3 Liter Wasser täglich zu trinken. Wenn du aber tagsüber viel Obst und Gemüse isst, wirst du vielleicht nur noch einen Liter Wasser benötigen.

Wasser ist ohne Frage die Basis für einen gesunden Körper. Ohne Wasser kein Leben. Unser Körper besteht zu 80% aus Wasser, das alleine sollte als Begründung reichen. Wir könnten ja zur Abwechslung mal wieder einen kleinen Abstecher zu unseren Freunden, den Elefanten machen. Ein ausgewachsener Elefant trinkt pro Tag bis zu 200 Liter Wasser. Die Harnblase fasst dabei etwa 18 Liter. Allerdings können die Dickhäuter auch über einen längeren Zeitraum mit viel weniger Wasser auskommen, da sie Steppentiere sind und zum Teil tagelang durch die Wüste ziehen. Eine Katze trinkt im Durchschnitt gerade mal 250 Milliliter am Tag, kann aber auch längere Zeit ohne Wasser auskommen, da sie ihrer Natur nach ein Wüstentier ist. Die in der Natur lebenden Tiere wissen schon ganz genau, wie viel sie trinken müssen, um zu überleben - sie folgen ihrem Instinkt. Eine Eigenschaft, die bei uns Menschen arg verkümmert ist. Dem vermeintlich intelligentesten Lebewesen auf diesem Planeten muss also gesagt werden, welche Mengen Wasser es zu sich nehmen soll. Noch schlimmer: Wir lassen uns immer mehr von Berichten und neuen Forschungsergebnissen zutiefst verunsichern. Womit wir wieder beim Thema Nachrichten wären. Fakt ist aber, dass wir, also unser Körper, ausreichend Flüssigkeit benötigt.

Gerne möchte ich noch eine Weile bei dem äußerst wichtigen Thema „Wasser" bleiben. Was für Wasser trinkst du? Das Sechserpack aus dem Discounter, teures in Flaschen abgefülltes stilles Wasser, oder direkt aus der Leitung? In allen Fällen muss ich dir leider sagen, dass du wahrscheinlich totes Wasser trinkst. Kommt das Wasser zusätzlich aus einer Plastikflasche, nimmst du noch jede Menge Gifte zu dir. Na Prost Mahlzeit!

Zum Thema Wasser, erst mal ein paar andere Fakten, die ich auf *https://reset.org/knowledge/flaschenwasser-%E2%80%93-der-beste-marketingtrick-unserer-zeit, gefunden habe:*

"Weltweit werden ca. 90 Milliarden Liter Wasser jährlich in Plastikflaschen abgefüllt. 80 Prozent dieser Flaschen werden nicht recycelt. Dabei ist der Konsum an Wasser aus der Flasche sehr unterschiedlich verteilt. Während Europa, Nord- und Südamerika mehr als 150 Liter pro Kopf konsumieren, sind es in weiten Teilen der Welt - noch - kaum mehr als 24 Liter.

Kritiker bezeichnen Flaschenwasser als einen der besten Marketingtricks unserer Zeit.

Dass sich hinter der Bezeichnung „Tafelwasser" ein überteuertes, mit Kohlensäure versetztes Wasser aus der Leitung verbirgt, ahnen die Wenigsten. Und auch die Qualität von Quell- und Mineralwässern ist kaum besser als die von Leitungswasser, im Gegenteil. Leitungswasser ist das am besten kontrollierte Lebensmittel überhaupt und wird auf mehr gesundheitsschädliche Substanzen getestet als Mineral- und Quellwasser, da die Trinkwasserverordnung mehr Grenzwerte als die Mineral- und Tafelwasserverordnung vorschreibt."

Also könnten wir doch mit gutem Gewissen das Wasser aus der Leitung zu uns nehmen. Mit gutem Gewissen allerdings nur in Bezug auf unsere Umwelt. Das ist natürlich schon mal sehr viel Wert, doch uns selbst, unserem Körper, tun wir damit keinen Gefallen. Wusstest du eigentlich, dass zum Teil hochgiftige Fremdstoffe in deinem Leitungswasser gefunden wurden? Und zwar über 1000.[11] Und ist dir bewusst, dass die Wasserwerke lediglich nach ca. 50 – 80 Stoffen fahnden? So ist es jedenfalls in der Trinkwasserverordnung festgelegt.[12] Es kommt nicht nur hochgradig vergiftetes Wasser aus dem Hahn, in dem sich auch Medikamentenrückstände befinden, sondern es ist auch nicht mehr lebendig. Das liegt u.a. an dem langen Weg, den das Wasser vom Wasserwerk zu dir zurücklegen muss. Das Wasser wird zwar gereinigt, anschließend aber mit immensem Druck durch lange Rohrleitungen aus dem Wasserwerk bis in unsere Küche geleitet und dabei wieder verunreinigt. Der hohe Druck sorgt seinerseits dafür, dass das Wasser sich in seiner Struktur verändert. Die kristalline Struktur bricht auf und die Qualität des Trinkwassers verändert sich negativ. Fakt ist zwar, dass die Trinkwasserverordnung in Deutschland strenger ist als die Mineral- und Tafelwasserverordnung, aber deshalb ist sie noch lange nicht besser.

Ich möchte dieses Thema nicht weiter ausschmücken. Wenn du mehr wissen möchtest, empfehle ich dir, dich im Internet weiter darüber zu informieren. Du wirst ausreichend Studien und Beweise dazu finden. Allerdings sollten meine Ausführungen ausreichen, dass du über die Anschaffung eines Wasserfilters nachdenken solltest.

Seit über zwei Jahren trinke ich nun gefiltertes und aufbereitetes Wasser. Es schmeckt nicht nur besser, sondern ist ein weiterer Pfeiler in meinem mittlerweile gesunden Leben. Bevor du jetzt aber losrennst und dir einen Wasserfilter im Supermarkt für rund 30 Euro kaufst, solltest du dich auch hier eingehend im Internet über die verschiedenen Filterarten informieren. Die billigen Wasserfilter bringen fast gar nichts. Die meisten filtern nur Kalk aus dem Wasser. Der Rest des Giftcocktails bleibt bestehen. Das Geld kannst du dir also getrost sparen und in etwas Sinnvolleres investieren. Am besten ist eine Kombination aus Filter und Wasseraufbereiter. Eine Investition, die ich dir wirklich ans Herz legen möchte. Deine Gesundheit wird es dir danken. Bevor ich das Thema Wasser an dieser Stelle hier abschließe, möchte ich dir ein Foto zeigen, welches ich gemacht habe. Im linken, rosafarbigen Glas, siehst du Petersilie, die 14 Tage lang in totem Leitungswasser gebadet hat. Im grünen Glas steckt Petersilie, von der gleichen Pflanze, in gefiltertem und aufbereitetem Wasser. Du kannst sehen, wie die Petersilie im rosafarbigen Glas ihre Blätter hängen lässt, während die Pflanze im grünen Becher noch frisch aussieht. Leider kannst du es nicht riechen, aber ich kann dir sagen, dass das

Wasser im linken Glas auch faul und abgestanden gerochen hat. Nun, welches Wasser würdest du lieber trinken?

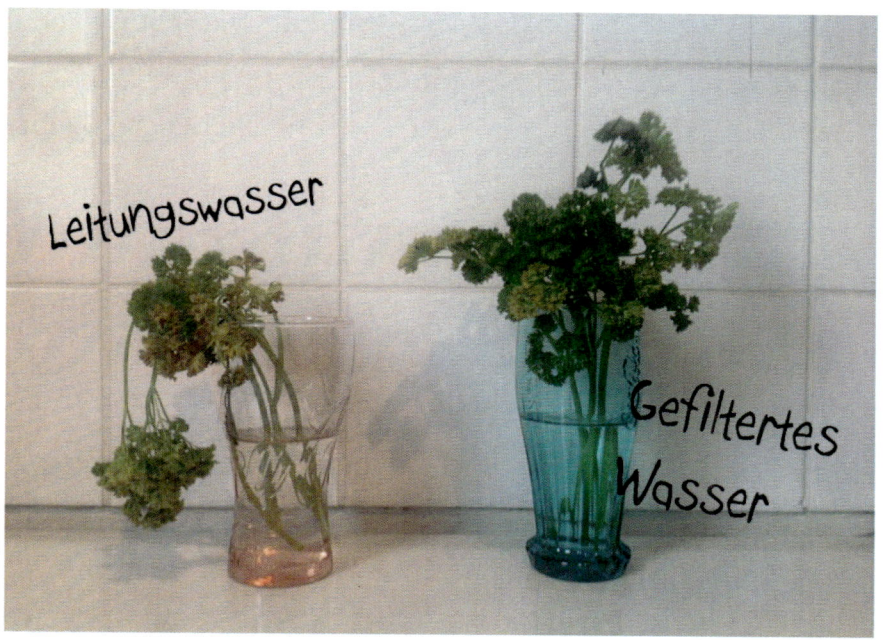

Wenn du dieses Buch gerade zur Weihnachtszeit liest, hoffe ich, dass dir bei den folgenden Absätzen nicht die Marzipankartoffel oder der Zimtstern im Hals stecken bleiben. Es geht um das Thema Zucker. Zucker ist für die Erhaltung vieler Körperfunktionen wichtig. Auch unser Gehirn braucht Zucker. Tatsächlich ist es aber so, dass der Zucker aus natürlichen Lebensmitteln wie Obst oder Gemüse vollkommen ausreicht. Unser Organismus wird aber tagtäglich durch diverse Lebensmittel mit Zucker überversorgt - und das mit weitreichenden Folgen für unsere Gesundheit. Dass Zucker ein großes Suchtpotential enthält, kannst du dir sicherlich denken und hast es wahrscheinlich auch schon an dir selber festgestellt. Schauen wir den Tatsachen mal ganz ungeschminkt ins Auge. Wir verhalten uns im Prinzip wie Junkies. Mit Sicherheit würdest du von dir behaupten, auf keinen Fall süchtig zu sein, oder? Aber genau das macht ein Drogenjunkie auch. Er spielt seine Sucht herunter, ist aber nicht in der Lage ohne die Droge zu leben.

Unsere Sucht nach dem süßen Killer kann der Lebensmittelindustrie aber nur recht sein, denn ein Süchtiger wird so ohne Weiteres nicht aufhören, an seine Droge zu kommen. Und keine Droge ist leichter und legaler zu bekommen als Zucker. Die Lebensmittelindustrie reibt sich derweil die Hände, denn umso mehr Zucker wir haben wollen, umso mehr Produkte kaufen wir auch. Warum sind zum Beispiel an der Kasse im Supermarkt weder Obst noch Gemüse zu finden?

Ach, und weißt du, wer sich neben der Lebensmittelindustrie noch teuflisch freut? Richtig! Die Pharmaindustrie.

Ein Leben ohne Zucker war bis vor einem Jahr für mich noch unvorstellbar. Zum Frühstück gab es Brötchen mit Nutella oder Marmelade, dann einen leckeren Cappuccino im Büro und fast jeden Nachmittag Kuchen. Am Abend gab es auch gerne mal ein Stück Schokolade im Bett. Auf längeren Autofahrten begleiteten mich dann entweder Fruchtbonbons, oder allerlei Gummi-Naschwerk. Lange und anstrengende Autofahrten gab es oft. Und um mich gerade nachts wach und bei Laune zu halten, schüttete ich mir zusätzlich noch einen Energydrink in meinen zuckererprobten Körper. All das habe ich nicht als wirklich viel empfunden. Doch heute weiß ich, warum ich trotz regelmäßigem Ausdauersport, nicht wirklich abgenommen habe. Ein kleiner, aber sichtbarer Zuckerring kreiste um meine Hüften und wollte einfach nicht verschwinden.

Letztes Jahr im Sommer saß ich bei einer Feier und genoss ein leckeres Stück Kuchen. Mir gegenüber saß der neue Gitarrist aus meiner Band. Wir kannten uns erst kurz und ich wunderte mich, warum er keinen Kuchen aß. Wir unterhielten uns und er erklärte mir, dass er fast nie Lebensmittel mit künstlich zugeführtem Zucker isst. „Nicht mal zur Weihnachtszeit?" fragte ich ihn ungläubig. Das Höchste der Zuckergefühle sei mal ein Stück Spekulatius, sagte er mir. So richtig glauben konnte ich es nicht. Wir beließen es aber dabei.

Bei unserem nächsten Treffen brachte er mir ein Buch mit. *„Krank durch Fabrikzucker" von Dr. M. Bruker.* Dieses Buch hat mir die Augen geöffnet. Es ist ja kein Geheimnis, dass zu viel Zucker einfach ungesund ist. Doch bis zu diesem Zeitpunkt habe ich mir keine Gedanken darüber gemacht, wie viel versteckter Zucker in unseren Lebensmitteln enthalten ist.
Fangen wir doch gleich noch mal beim Frühstück an. Wusstest du, dass in deinem weißen Brötchen oder Toast Unmengen an Fabrikzucker enthalten sind? Auch viele Sorten vom vermeintlich gesunden Vollkornbrot sind mit Zucker unterwandert. Gerade bei den dunklen Sorten sollte man mal einen zweiten Blick auf die Zutatenliste werfen. Ganz oft entsteht die dunkle Farbe des Brotes durch Zuckercouleur und Malzextrakt. Und nicht nur in Brot wird Fabrikzucker untergemischt. Selbst mein veganer Wurstersatz, den ich damals gegessen habe, enthält Zucker. Und Vorsicht: Wenn auf der Verpackung „Zuckerfrei" steht, heißt das nicht, dass nicht irgendein Ersatzstoff enthalten ist. Die Industrie arbeitet da mit allen erdenklichen Tricks.

Dr. Bruker berichtet in seinem Buch von wissenschaftlichen Studien, die belegen, dass sich Krebszellen von Zucker ernähren und dadurch wachsen. Und was bekommt man im Krankenhaus zum Frühstück? Brötchen, Toast, Marmelade und einen "gesunden" Joghurt. Ein Festessen für Krebszellen. Alle Produkte bestehen fast nur aus Zucker. Selbst bei der Scheibe Käse sollte man aufpassen. Und zum Nachmittag bekommt der Patient natürlich ein schönes Stück Kuchen. Sehr gerne auch 2-3 Stück Würfelzucker in den Kaffee oder Tee. Die Gefahr lauert überall. Ist es nicht krank, dass so viele Mediziner immer noch die Augen vor offensichtlichen Tatsachen verschließen? Ein Kranker sollte Obst und Gemüse in Hülle und Fülle bekommen und nicht tote und krankmachende Lebensmittel.

Dr. Bruker empfiehlt in seinem Buch einen dreiwöchigen Zuckerentzug. Erlaubt ist nur natürlicher Zucker aus Obst und Gemüse. Absolutes Verbot gilt für jegliche Produkte, denen extra Zucker zugefügt wurde. Ich bin dieses Wagnis eingegangen. Damit ich beim Einkaufen nicht in die Zuckerfalle tappe, habe ich mir eine Liste mit den verschiedensten Fabrikzuckerarten angelegt:

Hier mal ein Auszug aus der Liste, den du dir gerne an deinen Kühlschrank kleben kannst.

Saccharose (Haushaltszucker), Glucose (Traubenzucker), Glucosesirup (Traubenzuckersirup), Invertzucker (künstlicher Trauben- und Fruchtzucker), Maltose (Malzzucker), Fructose (Fruchtzucker), Lactose (Milchzucker), Dextrine (Vorstufe vom Traubenzucker), Maltodextrine (Malz- und Traubenzucker), (Ahorn-)Sirup, Apfel-/Birnen- / Agavendicksaft, Apfelkraut, Basterdzucker, Brauner Zucker, Gelee, Gelierzucker,

Gerstenmalz / Malzextrakt, Hagelzucker, Instantzucker, Invertzucker, Kandiszucker, Karamell, Kunsthonig, Maissirup, Malzsirup, Malzzucker, Melasse, Puderzucker, Raffinade, Rapadura, Rübenkraut / Obstkraut, Rübenzucker, Stärkezucker, Stevia, Sucanat, Tafelsüße, Ur-Süße, Ur-Zucker, Vanillezucker, Vanillinzucker, Vollrohrzucker, Weißer Zucker, Zuckercouleur, Zuckerrohrsaft.

Die 3 Wochen ohne Zucker sind mir leichter gefallen als ich anfangs gedacht habe. In der Zeit habe ich meine Liebe zu den verschiedensten Obstsorten wiederentdeckt und mir leckere Smoothies gemacht. Tatsächlich ist es mir nicht sonderlich schwer gefallen, auf den Kuchen, die Schokolade oder das Nutella-Brötchen am Morgen zu verzichten. Alles eine Frage des Willens. Ein bisschen Disziplin gehört natürlich schon dazu. Ich würde allerdings einen solchen Entzug zur warmen Jahreszeit empfehlen. Man ist weniger Verlockungen ausgesetzt.

Die eigentliche Herausforderung in der Entzugszeit war, darauf zu achten, welche versteckten Zuckerarten in den Lebensmitteln enthalten sind. Dabei habe ich zum Beispiel festgestellt, dass es in vielen Supermärkten fast unmöglich ist, zuckerfreies Brot oder Brötchen zu bekommen. Also man sollte für den Wocheneinkauf schon mehr Zeit als sonst einplanen.

Stand der Dinge ist, dass ich heute nur noch selten Lebensmittel mit Fabrikzucker zu mir nehme. Ja, ich esse ab und zu noch ein Stück Kuchen, und zu einem Eis oder ein paar Stücken Schokolade sage ich auch nicht nein. Auch an meinen geliebten Marzipankartoffeln komme ich zur Weihnachtszeit nicht vorbei. In meinem Haushalt gibt es aber tatsächlich keinen Zucker mehr, in welcher Form auch immer. Das stelle ich immer dann fest, wenn Besuch nach Zucker für Kaffee oder Tee fragt.

Insgesamt war dieser Zuckerentzug eine meiner besten Entscheidungen in Bezug auf Ernährung und Gesundheit. Zum Beispiel ist der kleine, zuckersüße Hüftring innerhalb kürzester Zeit praktisch dahin geschmolzen. 2 Hosengrößen weniger sind ein super Erfolg. Ich fühle mich insgesamt wacher und fitter und das Verlangen nach Zucker ist praktisch verschwunden.

Fazit: Ich kann es wirklich nur jedem empfehlen, es einfach mal auszuprobieren. Man hat ja auch nichts zu verlieren. Ach doch, im besten Fall ein paar Kilo weniger und ein Stückchen mehr wertvolle Gesundheit gibt es als ausgleichenden Bonus dazu.

Ein weiterer wichtiger Pfeiler in einer gesunden Ernährung ist, meiner Meinung nach, der Verzicht auf Weizen. Im Buchhandel wirst du auch dazu diverse Abhandlungen finden. Genauso wie Zucker ist Weizen ein Suchtmittel. Wenn du also beim Einkaufen nun endlich ein Brötchen oder Weizenbrot ohne Zuckerzusatz gefunden hast, solltest du es trotzdem nicht kaufen. Wusstest du, dass Weizen als Zuchtform erst rund 500 Jahre Bestandteil der menschlichen Ernährung ist? Allerdings hat das heutige Weizen nur noch wenig mit den ursprünglichen Wildgräsern gemeinsam. Besonders kritisch ist der Glutengehalt im Weizen zu bewerten. Durch die Kreuzung verschiedener Arten für die industriellen Backprozesse perfektioniert, besteht Weizen zu gut 50 Prozent aus dem Klebereiweiss Gluten, dem Grundgerüst von Brot, Brötchen und anderem Gebäck. Noch vor 50 Jahren waren es gerade einmal 5 Prozent. Unser geliebtes Weizen finden wir in Frühstücksflocken, Brot und Brötchen, Gebäck, Pasta und anteilig in diversen verarbeiteten Produkten.

Kennst du das leicht dumpfe Gefühl, was man nach dem Verzehr von Weizenprodukten bekommt? Das ist ein Signal, dass wir unsere Energiespeicher auftanken müssen. Und womit machen wir das? Mit noch mehr Weizen. Und schon werden wir wieder unbewusst manipuliert. Wenn du glaubst, dass du das immer noch selbst entscheiden kannst, empfehle ich dir, mal ein paar Tage komplett auf Weizenprodukte zu verzichten. Es ist nicht auszuschließen, dass du starke Entzugserscheinungen bekommen wirst. Stell dich auf Symptome wie Müdigkeit, Depressionen und andere Gemütsverstimmungen ein. Ich weiß, wovon ich rede.

Bereits in den 1970'ern wurde erforscht, dass es so etwas wie eine Brotsucht gibt. Auch Fälle von Schizophrenie sind bekannt. Durch einen, für heutige Verhältnisse, normalen Verzehr von Getreide, werden, genauso wie beim Zucker, Belohnungszentren im Gehirn aktiviert. Obwohl die Wirkung einer typischen Mahlzeit quantitativ geringer ist, als die Dosis bei den gefährlichen Drogen wie zum Beispiel Heroin oder Crack, erleben viele von uns diese Wirkung mehrmals am Tag. An einer Bevölkerungsgruppe im Pazifik zeigte sich bei Untersuchungen, dass Schizophrenie in diesen Gruppen erst dann vorherrschte, wenn sie Weizen, Gerstenbier und Reis konsumierten.[13]

Aber musst du nun ganz auf Weizen verzichten? Du musst natürlich gar nichts. Eine Reduzierung des Massenkonsums von Brot, Brötchen, Gebäck und Teigwaren aller Art, kann allerdings nicht schaden. Probiere doch zum Beispiel mal Getreidesorten, die zur Familie des Pseudogetreidesgehören.

Pseudogetreide sind die Körner (Früchte) von Pflanzen, die nicht aus der Familie der Süßgräser stammen. Weizen, Dinkel, Roggen und ihre Verwandten sind Süßgräser.

Amarant und Quinoa sind hingegen Fuchsschwansgewächse mit entsprechend anderen Eigenschaften und Inhaltsstoffen. Sie enthalten unter anderem kein Gluten und auch keine der, besonders im modernen Weizen, bedenklichen Exorphine[14]. Kurz: Ein Pseudogetreide sieht aus wie Getreide und lässt sich so verwenden, ist aber keines.

Ich brauche dir sicher nicht zu sagen, dass neben den genannten Empfehlungen wie gesundes Wasser, weniger Zucker und Weizen, auch der ausreichende Verzehr von Obst und Gemüse zu einer gesunden Ernährung gehört. Davon kann es nie genug sein. Dein Körper wird dir auch das danken.

Ich selber bin seit ein paar Jahren ein Verfechter und Befürworter der veganen Ernährungsweise, auch aus ethischen und moralischen Gründen. Somit teile ich zum Beispiel die Ansicht, dass wir Menschen an der Kuhmilch nichts verloren haben. Schau dir dazu doch mal das Bild auf der folgenden Seite (S.81) in Ruhe an:

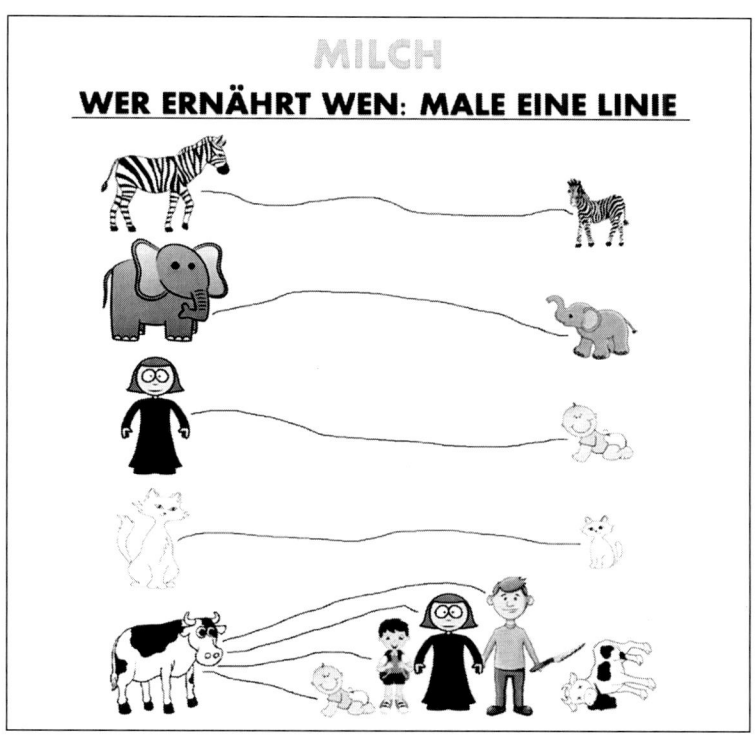

(Bild gefunden auf http://www.provegan.info/de/infothek/detailseite-infothek/der-irrsinn-mit-der-kuhmilch/)

Es ist doch auch ganz logisch: Die Kuh gibt ihre Milch für ihr Kalb - und eigentlich nur für ihr Kalb - und natürlich nur zeitlich begrenzt, eben solange, bis das Kalb selbst fressen kann. Die Zusammensetzung der Milch ist auf ein sehr schnelles Wachstum des Kalbes ausgelegt, denn das Kalb muss sehr schnell auf eigenen Füßen der Herde folgen können. So hat es die Natur vorgesehen. Das Gewicht eines Kaninchens verdreifacht sich nach 6 Tagen, das eines Kalbes nach 47 Tagen und das eines Säuglings erst nach 180 Tagen. Wusstest du übrigens, dass für 75% der erwachsenen Weltbevölkerung Laktoseintoleranz der

Normalfall ist? Der Mensch ist das einzige Lebewesen auf der Erde, das die Milch einer anderen Spezies trinkt. Oder hast du schon mal einen ausgewachsenen Löwen gesehen, der an der Zitze einer Elefantenmama hängt? Übrigens, auch Kuhmilch birgt einen nicht zu unterschätzenden Suchtfaktor und hat eine vergleichbare Wirkung wie Weizen.

Ein sehr empfehlenswertes Buch zum Thema Milchkonsum, und die gesundheitlichen Auswirkungen einer fleischorientierten Ernährung auf den Menschen, ist die „China Study" von T. Colin Campbell und Thomas Campbell[15].

Wenn sich auf deinem Speiseplan auch vermehrt tierische Produkte befinden, würde ich dir gerne nahe legen, dich über die Auswirkungen auf deinen Körper und auf unsere Umwelt zu informieren. Ich war über 30 Jahre lang starker Fleischesser in allen erdenklichen Formen. Wurst, Würstchen, Burger, Steak, Spaghetti Bolognese, Gyros, Lasagne und und und. Mein Gott, was habe ich es geliebt. Auch war ich ein Fan von Milcherzeugnissen jeglicher Art. Ob ich diese Produkte vermisse? Ein ganz klares Nein! Für mich persönlich sind der Verzicht jeglicher tierischer Produkte und die Umstellung auf eine rein pflanzliche Ernährung ein weiterer Schlüssel für meine Gesundheit.

4. Von der Sonne geküsst

*„Die Sonne ist die Universalarznei aus der Himmelsapotheke"
- August von Kotzebue (1761 - 1819), deutscher Jurist und Dramatiker, von 1816-1819 russischer Staatsrat*

Verlassen wir mal für einen Moment das Thema Ernährung. Eine ganz wesentliche Grundlage für ein gesundes Leben ist Sonnenlicht. Eigentlich wäre damit auch schon alles gesagt. Also raus in die Natur, so oft es geht. Es muss ja auch nicht immer der bereits angesprochene Waldspaziergang sein. Wir Menschen sind nun mal alles andere als Nachtschattengewächse, doch wir verhalten uns so. Mit Erschrecken stelle ich auch immer mehr eine Tendenz zum zu Hause bleiben bei den Kindern und der Jugend fest. Und wenn Sie draußen sind, kleben Sie mit Ihrer Nase an ihren Handys. Aber auch viele Erwachsene sind zu „Smombies" geworden. „Smombie" ist aus den Wörtern Smartphone und Zombie zusammengesetzt und beschreibt jemanden, der von seiner Umwelt nichts mehr mitbekommt, weil er nur noch auf sein Smartphone starrt. Übrigens ist „Smombie" zum Jugendwort 2015 gewählt worden. Interessanterweise gibt es aber auf dem Handy in der Regel noch nicht mal was Spannendes zu sehen. Das hat mir gerade erst ein 15-jähriges Mädchen bestätigt. Es gehört nun einfach mal dazu. Ja, es sei einfach wichtig online zu sein.

Nun bin ich weder Arzt und schon gar kein Orthopäde. Allerdings erscheint mir die leicht gebeugte Haltung, der stetig gesenkte Kopf, nicht gerade gesund zu sein. Vor allem für einen Körper, der sich noch im Aufbau befindet. Aber ok, zu meiner Zeit, in den 1970'ern und 1980'ern wurde darüber diskutiert, ob die vollgepackten Schulranzen auch ergonomisch sind und nicht zu Rückenschäden führen könnten. Heute sind es nur wenige Gramm schwere Telefone, die der Jugend zu schaffen machen. So ändern sich die Zeiten.

Noch vor 10 Jahren war der freilaufende Hund der größte Feind des Joggers, und seit Neuestem habe ich Angst, dass ich einen unachtsamen „Smombie" über den Haufen renne. Nun ist aber die dauergebeugte Haltung nicht nur schlecht für die Nackenmuskulatur, sondern es tritt auch ein anderer Effekt ein, dem du dir wahrscheinlich gar nicht bewusst bist und die Jugend auch nicht. Dabei könnte man das mal ganz schnell ergoogeln. Durch das dauerhafte nach unten Starren nehmen die Augen weniger Sonnenlicht auf. Klingt komisch, ist aber so. Wir nehmen zwar auch Sonnenlicht über unsere Haut auf, aber wenn wir bedenken, dass wir von 12 Monaten im Jahr im Durchschnitt 8 - wenn nicht noch mehr - im Großen und Ganzen textilverhüllt herumlaufen, ist das nicht besonders viel und vor allem nicht ausreichend. Somit sind unsere Augen eine wichtige Aufnahmequelle für Sonnenlicht - so weit, so schlecht, denn was machen wir zusätzlich zur gebeugten Haltung? Genau! Wir tragen Sonnenbrillen. Auch ich liebe es, bei den ersten, klitzekleinen Sonnenstrahlen im Frühling meine dunklen Gläser aufzusetzen. Doch einen Schutz für die Augen bräuchten wir nur, wenn wir den Sonnenstrahlen direkt ausgesetzt sein würden, aber das sind wir in der Regel nicht. Außer, wenn wir uns sonnen, und das machen wir ja auch eher mit geschlossenen Augen. Nun könntest du zu Recht sagen, dass doch im Sommer, bei diversen Sonnenbädern, genug Sonnenlicht über die Haut aufgenommen wird. Das ist ein berechtigter Einwand. Dazu hätte ich aber eine Gegenfrage: Was machst du denn mit deiner nackten Haut, wenn du dich sonnst? Es ist etwas, was ich als Kind schon gehasst habe! Eincremen - und das, dank dünner und hausgemachter Ozonschicht, mit entsprechend hohem Lichtschutzfaktor. Noch mal zum langsamen Nachsprechen: Licht-Schutz-Faktor! Also keine Chance für die Sonne.

Jetzt sind wir zwar dadurch wunderbar vor Hautkrebs und vorzeitiger Hautalterung geschützt, aber unser Körper kann wegen fehlender Sonne kein lebenswichtiges Vitamin D bilden. Dieses Vitamin kann aber nur durch Aufnahme von Sonnenlicht gebildet werden. Es kommt zwar auch in einigen Fischsorten und Champignons vor, aber man müsste davon jeden Tag Unmengen essen, um auf einen vernünftigen Vitaminspiegel zu kommen. Wenn man nicht gerade ein exzessiver Liebhaber von Meerestieren und Pilzen ist, wird es also schwer, ohne ausreichend Sonnenlicht, genügend Vitamin D zu bilden.

Vitamin D-Mangel kann u.a. zu Muskelschwäche, Schuppenflechte, chronischer Niereninsuffizienz, Diabetes, Asthma, Schizophrenie und Depression führen. Das Cambridge Journal hat eine Studie veröffentlicht in der festgestellt wurde, dass die Häufigkeit von Atemwegserkrankungen, also Erkältung und Schnupfen, steigt, wenn ein Vitamin D-Mangel vorliegt. Herzlich Willkommen im von jeglicher Logik freien Kosmos der Spezies Menschheit. Schenkt man übrigens aktuellen Studien Glauben, haben die meisten Menschen in Deutschland einen viel zu niedrigen Vitamin D-Spiegel. Ich werde ein wenig später noch mal auf dieses Thema eingehen.

Aber ich will mal wieder einen Gang runter schalten. Auch ich sonne mich gerne und erfreue mich an gebräunter Haut. Allerdings habe ich meine Sonnenbäder auf ein Mindestmaß reduziert. Ich schmiere mich auch nicht mehr mit dicken Lotionen ein und bekomme trotzdem keinen Sonnenbrand.

Wie das geht? Nun, ich schaue auf mein Handy. Nein, nicht wie du jetzt denkst. Ich bin kein „Smombie". Insgesamt schaue ich zwei Mal, während ich in der Sonne liege, auf mein Handy. Einmal, um mir einen Timer auf ca. 20 Minuten* zu stellen und dann, um ihn wieder auszustellen. Ein gesundes und von der Sonne geküsstes Leben kann so einfach sein.

*Anmerkung: Dies ist keine Empfehlung, sondern eine rein persönliche Erfahrung. Wie lange du ohne Lichtschutzfaktor in der Sonne baden kannst, hängt u.a. von deinem Hauttyp ab. Bitte informiere dich ggf. bei deinem Hautarzt oder der Suchmaschine deines Vertrauens.

5. Viele, viele bunte Smarties. Nahrungsergänzungsmittel – Ja, Nein oder Vielleicht?

„Wissenschaftler haben herausgefunden, dass Leute alles glauben, wenn man behauptet, Wissenschaftler hätten es herausgefunden!" - Urheber unbekannt

Eigentlich gibt es in unseren Breitengraden keine Mangelversorgung an Vitaminen, bis auf den möglichen und bereits angesprochenen Mangel an Vitamin D. Trotzdem sind Vitamintabletten ein äußerst ertragreiches Geschäft für die Lebensmittelindustrie und die pharmazeutischen Unternehmen. In unserer Nahrung werden mittlerweile in so vielen Lebensmitteln zusätzliche Vitamine mit verarbeitet, dass eine Unterversorgung praktisch nicht möglich ist. Selbst zuckerunterwanderte Süßigkeiten werben mit gesunden Vitaminen, denn das verkauft sich natürlich auch besser und beruhigt das schlechte Gewissen.

Auch ich bin lange Zeit darauf reingefallen und habe lieber den Joghurt gekauft, der viele Vitamine enthält und angeblich sogar noch meinen Darm vor Infekten schützt. Ich habe an die Wirkungsweise wirklich geglaubt. Und der Glaube versetzt ja auch ganz oft Berge. Allerdings nützt der Glaube nichts, wenn die Kraft der ungesunden Inhaltsstoffe weitaus machtvoller ist. Ein probiotischer Trinkjoghurt zum Beispiel enthält 8 Stück Würfelzucker. Lass dir das ruhig mal auf der Zunge zergehen. 8 Stück!! Glaubst du immer noch, dass das deinen Darm vor Infekten schützt? Trotzdem: Der Vitamingehalt ist unbestritten.

Aber machen nun Nahrungsergänzungsmittel Sinn oder nicht? Ich denke, das kann man ganz schwer pauschal beurteilen. Nehmen wir mal an, dass du den ganzen Tag nur

Chips, Burger, und Cola zu dir nimmst, kaum Sonne tankst, rauchst und deine einzige Bewegung darin besteht vom Bett zur Couch, zur Toilette, zur Couch und wieder ins Bett zu gelangen. Dann würde ich sagen, dass es nicht schaden kann, eine Multivitamintablette mit dem morgendlichen Kaffee zu sich zu nehmen. Damit sicherst du dir zumindest ein Überleben. Wenn du aber ganz normal, sagen wir mal, eine gutbürgerliche Mischkost zu dir nimmst und dich moderat und regelmäßig an der frischen Luft bewegst, wirst du diese bunten Pillen nicht nötig haben.

Aus meiner ganz persönlichen Erfahrung kann ich sagen, dass bei mir Multivitamintabletten Erkältungen weder verhindert, noch die Leidenszeit signifikant verkürzt haben. Und ich habe täglich eine genommen - jahrelang. Allerdings zu einer Zeit, in der ich auch noch ein Mischköstler mit Hang zum zuhause bleiben war. Eine Zeitlang, insbesondere bei anstehenden Grippewellen, schwor ich auf die Einnahme von Zinkpräparaten. Ich habe mein ganzes Umfeld, meine Freunde, Familie und Arbeitskollegen, mit meinem Zinkwahnsinn völlig verrückt gemacht. Rückblickend betrachtet hat mir die Aufnahme von Zink unterm Strich überhaupt nichts gebracht. Heute nehme ich keine Zinktabletten mehr, werde aber trotzdem nicht krank.

Mein mir selbst verordneter Zinkwahnsinn war aber vergleichsweise noch recht harmlos. Ich kannte mal eine Familie, wo es seit Jahrzehnten jeden Morgen zum Frühstück sogar verschiedene Vitamintabletten gab - also so ähnlich wie bei der Medikamentenvergabe im Krankenhaus. Möglicherweise auch in einer Tablettenschachtel. In dieser Familie reichte es also nicht aus, eine Multivitamintablette zu nehmen, die im Großen und Ganzen alles abdeckt. Und auch zum Mittag und zum Abendessen gab es als Nachtisch noch ein paar bunte Pillen. Glaubst du nun, dass es in dieser Familie durch die übermäßige Einnahme von Vitaminpräparaten weniger Krankheiten gegeben hat? Leider nein. Neben den fast schon obligatorisch 2-3-mal im Jahr auftretenden Erkältungen, gab es Rheumaerkrankungen und nicht zuletzt auch Krebs mit tödlicher Folge.

Ein entscheidender Faktor in dieser Familie war nämlich, dass die Angst vor Krankheiten weitaus größer war als der Wunsch nach Gesundheit. Da stimmten die Verhältnisse nicht. Nicht zu unterschätzen ist auch die Tatsache, dass in der Familie geraucht, gegrillt und getobt wurde. Mit Toben meine ich, dass man sich unverhältnismäßig viel aufgeregt hat. Vor allem über das Elend in der Welt. Ein allseits beliebter Ausspruch war: „Wo soll das alles nur hinführen?" Aber auch über Familienmitglieder, die etwas von ihrer Norm abweichen, wurde gerne intensiv und heftig diskutiert. „Aus dem kann ja nichts werden... komischer Typ." So richtig glücklich schien mir da keiner zu sein. „Ist ja auch alles nicht so einfach." war zum Beispiel ein beliebter und viel zitierter Satz. Ich will damit sagen, dass „geistige Gesundheit" nicht auf dem Speiseplan stand. Bei allen Wunderheilmitteln, die zum Teil natürlich auch ihre Berechtigung haben, sollte man nie vergessen, dass Gesundheit in erster Linie zuerst im Kopf anfängt.

Ich möchte das Thema „Rheuma" an dieser Stelle mal ganz kurz aufgreifen. Als ich vor 8 Jahren meine jetzige Frau kennengelernt habe, hatte sie zeitweise heftige Rheumaschübe mit starken Schmerzen in den Füßen. Obwohl sie sehr tapfer damit umgegangen ist, musste sie ab und an zu starken Schmerzmitteln greifen. Diese rheumatische Erkrankung begleitete sie schon von frühester Jugend an. Seit ein paar Jahren gehen wir nun gemeinsam einen gesünderen und von der Sonne geküssten Weg. Wir ernähren uns bewusster, bewegen uns mehr und achten auch sehr auf unsere Gedanken. Rheuma ist seit dem kaum noch ein Thema bei ihr. Außer, wenn... na ja, dazu kommen wir später noch mal.

Aber wieder zurück zu den Nahrungsergänzungsmitteln. Ähnlich wie bei Arzneimitteln können Vitamintabletten natürlich auch den berühmten Placeboeffekt haben. Gerade in der Medizin ist das nicht zu unterschätzen. Es gibt zahlreiche Studien, die belegen, dass Medikamente tatsächlich auch nur dann effektiv zur Heilung beitragen können, wenn der Patient fest an die Wirkung glaubt. Im besten Fall handelt es sich auch nur um Placebomittelchen, denn dann verschont man seinen Körper von unangenehmen Nebenwirkungen.

Der amerikanische Chirurg und Spezialist für Gelenkerkrankungen Bruce Moseley hat zum Thema Placebo-Effekt ein spannendes Experiment durchgeführt.[16] Er inszenierte ganz normale Operationen mit den üblichen Abläufen wie Aufnahme ins Krankenhaus, Beruhigungsspritze, Narkose und den typischen Geräuschen eines OP-Saals, operierte aber tatsächlich nur die Hälfte der Patienten. Den anderen ritzte er während der Narkose nur die Haut ein, damit das Knie etwas blutete und verpasste ihnen eine dicke Naht. Um die Täuschung zu perfektionieren, konnten die Schein-Operierten, die nur lokal betäubt waren, auf einem Monitor eine echte Operation verfolgen, nur dass es bei ihnen gar nicht ihre eigene war. Das Ergebnis war, dass die zum Schein operierten Menschen nach der Heilungsphase ebenso zufrieden waren mit der Behandlung, wie die tatsächlich Operierten. Moseley betrachtete das als Nachweis für einen Placebo-Effekt. Gleichzeitig zeigte es aber auch, dass eine Kniegelenk-Operation in vielen Fällen nutzlos oder überflüssig ist, weil die Beschwerden auch von selbst oder mit einer weniger invasiven Therapie verschwinden.

Verrückt, oder? Da haben wir es wieder, der Glaube kann Berge versetzen. Scheinbar auch ziemlich Große.

Bleibt noch immer die Frage offen, ob es nun sinnvoll ist, Nahrungsergänzungsmittel in Form von Vitamintabletten zu sich zu nehmen? An der Überschrift zu diesem Abschnitt kannst du schon erkennen, dass ich mir in diesem Punkt nicht wirklich sicher bin. Im Rahmen meiner Recherche zu diesem Buch bin ich auf unzählige Studien gestoßen, die mich am Ende nur noch mehr verunsichert haben. Allein zum Thema Vitamin C findet man so viele Abhandlungen und Meinungen aus den unterschiedlichsten Lagern.

Als Veganer werde ich immer wieder mit dem Thema Vitamin B12 konfrontiert. Schenkt man der Wissenschaft Glauben, dann muss ich davon ausgehen, dass ich beim Verzicht auf tierische Produkte kein oder nur sehr wenig Vitamin B12 aufnehme. Denn dieser Stoff kommt hauptsächlich in Fleisch und Milch vor und wird im Darm der Tiere produziert. Diese wiederum, und zwar vornehmlich Kühe, können dieses Vitamin auch nur bilden, wenn Sie Pflanzen fressen. Allerdings machen sie das nicht, denn gerade in großen Mastanlagen bekommen sie nur genmanipuliertes Soja oder Mais zu fressen.

Du ahnst sicherlich, worauf ich hinaus will. Es muss also die Frage erlaubt sein, ob nicht auch der Fleischesser zu wenig Vitamin B12 zu sich nimmt. Außerdem gehen einige Experten davon aus, dass viele Menschen, aufgrund einer Stoffwechselerkrankung oder einer stark angegriffenen

Darmflora, dieses durchaus wichtige Vitamin gar nicht verarbeiten können. Selbst aus der Ecke der Fleisch- und Milchlobbyisten hört man Statements, die besagen, dass man nicht ausschließen kann, dass daran ein starker Konsum von tierischen Produkten verantwortlich ist. Man höre und staune.

Aber ich möchte dich ja mit diesem Buch nicht verunsichern. Egal, ob du nun der veganen Ernährungsweise frönst oder hin und wieder zu einem saftigen Steak nicht nein sagst. Wenn Mangelerscheinungen vorliegen, ist es für einen kurzen Zeitraum sicherlich sehr wirkungsvoll, wenn nicht sogar wichtig, die Vitamin- oder Mineralienspeicher in Form von Tabletten aufzufüllen. Wenn du zum Beispiel zu der Gruppe von Personen gehörst, die zu wenig an der frischen Luft sind und nur kaum Sonnenlicht aufnehmen, ist es sogar unerlässlich, dass du Vitamin D zu dir nimmst. Vitamin D wird, wie bereits angesprochen, nur durch das Sonnenlicht gebildet. Es ist eines der wenigen Vitamine, welches fast gar nicht durch die Nahrung aufgenommen werden kann. Die möglichen Folgen eines dauerhaften Vitamin D Mangels habe ich ja im letzten Kapitel aufgezählt. Sehr viele Wissenschaftler sind auch der Meinung, dass wir sehr viel mehr Vitamin D benötigen (als beispielsweise die Deutsche Gesellschaft für Ernährung angibt) und dass sehr viele der heute geläufigen Krankheiten auf einem unerkannten Vitamin D-Mangel beruhen bzw. von einem solchen mit begünstigt werden.

Ich habe vor kurzem ein Buch zum Thema Vitamin D-Mangel gelesen, was ich dir auch ans Herz legen möchte. Der Hausarzt und Allgemeinmediziner Dr. Raimund von Helden beschreibt in seinem Buch „Gesund in sieben Tagen"[17], welche Erfolge er bei seinen Patienten mit einer Vitamin D-

Therapie erreichen konnte. Dieses Buch schildert an vielen Fällen sehr eindrucksvoll genau das, was auch andere Wissenschaftler vermuten und bestätigen. Dr. von Helden geht sogar so weit und behauptet, dass wir in unseren Breitengraden nicht um eine hohe Vitamin D-Supplementierung herum kommen, wenn dein Beruf nicht gerade Bademeister ist und du im Sommer mit viel nackter Haut der Sonne ausgesetzt bist.

Aber mal abgesehen von Vitamin D, sollten Vitamine und Mineralstoffe nach Möglichkeit immer aus natürlichen Lebensmitteln wie Obst, Gemüse oder gesundem Getreide aufgenommen werden.

6. Gesunde Atmung

„Achte auf Pausen - die Pause zwischen zwei Gedanken, die kurze Pause zwischen den Worten eines Gesprächs, zwischen den Tönen beim Klavier- oder Flötenspiel, auf die Pause zwischen Ein- und Ausatmen. Wenn du diesen Pausen Aufmerksamkeit schenkst, wird aus dem Gewahrsein von »etwas« einfach Gewahrsein. Die gestaltlose Dimension reinen Gewahrseins steigt in dir auf und tritt an die Stelle der Identifikation mit Form." - Eckhart Tolle

Ich möchte dir jetzt etwas Zeit zum Durchatmen geben. Die Flut an Informationen und Erfahrungen aus meinem Leben muss dein Kopf auch erst mal verarbeiten. Gib ihm die Zeit und gönne dir auch etwas Ruhe.

Wann hast du zum Beispiel das letzte Mal geatmet? Du wirst jetzt vielleicht denken, dass das eine selten blöde Frage ist, da du ja mit Sicherheit gerade atmest. Oberflächlich betrachtet ist das vollkommen richtig. Doch es könnte gut sein, dass du auch nur oberflächlich atmest, in der Fachsprache auch Flachatmung genannt. Ich kann dich beruhigen, denn damit bist du nicht alleine.

„Die Art, wie wir ein- und ausatmen, verrät eine Menge über unsere Lebenseinstellung [...]. Bei Furcht und anderen ausgeprägten negativen Emotionen ziehen sich verschiedene Körperteile zusammen; der Atemstrom und damit auch die Energiezufuhr werden gehemmt, um derlei negativen Gefühlen möglichst wenig Raum zu lassen. Empfinden wir hingegen Erfreuliches, strömt der Atem kräftig und lang anhaltend, damit wir vermehrt Energie aufnehmen und das Gefühl auskosten können." - Dennis Lewis, Das Tao des Atmens

Beobachte doch jetzt mal in diesem Moment deine Atmung. Atmet dein ganzer Körper? Strömt Luft in den Bauch oder nur in den Brustkorb? Wenn sich dein Bauch beim Ein- und Ausatmen hebt und senkt, kannst du davon ausgehen, dass du eine natürliche und gesunde Atmung hast. Dann atmet auch dein ganzer Körper. Spürst du nur kaum wahrnehmbare Atembewegungen in der Brust, gehörst du zu der Personengruppe, die flach atmen. Mein Tipp: Ändere das und werde schleunigst zum Ganzkörper-Atmer. Das kann man relativ leicht lernen, und wahrscheinlich hast du es auch nur verlernt. Ob du es glaubst oder nicht, du konntest mal richtig atmen. Die natürliche Bauchatmung ist eine Funktion, mit der jedes Baby, ja jedes Säugetier, auf die Welt kommt. Beobachte mal eine Katze, wenn sie schläft oder einen süßen Babybauch. Ganz wie von selbst füllt er sich wie ein Ballon mit Luft, die dann auch ganz entspannt wieder entweicht. Oder setze dich mal zu einem spielenden Kleinkind in den Buddelkasten. Während du dich schon auf einen leckeren Sandkuchen freust, ist der kleine Bäckermeister voll konzentriert und atmet ganz tief und entspannt in den Bauch.

Ist es nicht erstaunlich, mit wie vielen wundervollen Funktionen wir von der Natur ausgestattet werden? Wir bekommen alles mit, was wir für ein gesundes Leben benötigen.

*„Krankheiten befallen uns nicht aus heiterem Himmel, sondern entwickeln sich aus täglichen Sünden wider die Natur. Wenn sich diese gehäuft haben, brechen sie unversehens hervor." - Hippokrates (griechischer Arzt *ca.460 - 360 v.Chr.)*

So, und jetzt verrate ich dir, wann du es wahrscheinlich verlernt hast, natürlich zu atmen. Genau zu dem Zeitpunkt, als du eingeschult wurdest. Von heute auf morgen mussten wir auf einmal lernen, still zu sitzen und aufmerksam dem Unterricht zu folgen. Während die Zeiten des Stillsitzens am Anfang noch überschaubar waren, nahmen sie mit jedem Schuljahr mehr und mehr zu. Und die zwei Stunden Schulsport in der Woche machen vielen Kindern auch mehr Angst als Spaß. Ich war als Kind ein klassischer Turnbeutelvergesser. Ganz oft hatte ich große Angst vor dem Sportunterricht. Bis heute ist es mir unerklärlich, warum es für mein weiteres Leben wichtig sein soll, über einen Bock zu springen und man dafür auch noch benotet wird. Bewegung und Sport sind ohne Frage wichtig, und davon sollte es viel mehr in der Schule geben. Ich habe mich als Kind wirklich gerne und viel bewegt, doch der Schulsport, und leider auch meine Turnlehrer, machten mir Angst.

Da fällt mir noch eine kleine Anekdote aus meiner Kindheit ein. Ich habe schon immer Wasser geliebt. Sei es nun, im überschaubaren Rahmen, in der Badewanne oder die unendlichen Weiten der sieben Weltmeere. Ich bade einfach gerne. Was ich aber noch nie mochte, ist Schwimmen. Meine Eltern haben sich nicht besonders viel Mühe mit dem kleinen dicken Kind gemacht, um ihm das Schwimmen beizubringen. Vielleicht habe ich mich einfach auch zu sehr dagegen gesträubt. Und so habe ich erst im Schwimmunterricht in der Schule gelernt, wie man sich als Mensch elegant auf und unter Wasser bewegt, ohne unterzugehen. Das war für meine Lehrer ein sehr schwieriges Unterfangen. Übrigens bevorzuge ich heute noch das Nichtschwimmerbecken, aber ich kann schwimmen. Ich habe es gelernt und auch brav meine Schwimmabzeichen in der Schule gemacht. Meine Güte, was war ich stolz, als ich meine Seepferdchen-Urkunde in den Händen hielt. Zu Recht, denn es war ein sehr langer und mühseliger Weg zu diesem Erfolg.

Jedenfalls hatte ich unheimliche Angst davor, mich im Wasser fortzubewegen und vor allem auch unterzugehen. Es machte für mich aber auch einfach keinen Sinn, zu Schwimmen. Die Natur hat mir Beine und Füße geschenkt, die mir zum Laufen dienen. Damit kann ich von A nach B kommen. In den seltensten Fällen komme ich doch in die Verlegenheit, einen kilometerlangen Fluss überqueren zu müssen. Um nach Dänemark zu kommen, nahmen meine Eltern und ich immer die bequeme und komfortable Autofähre. Kurzum: Es widerstrebte mir einfach, etwas zu tun, was nicht meiner bzw. der menschlichen Natur entsprach. Fische belegen schließlich auch keine Atemkurse, um sich länger an Land aufhalten zu können.

Der Meinung war meine damalige Schwimmlehrerin allerdings nicht und zu meinem Unglück auch nicht besonders einfühlsam. Mit Aussagen wie „Nun stell dich mal nicht so an"... oder „Bist du zu doof dafür?" nahm sie mir nicht gerade die Angst, mich ohne Schwimmflügel im Wasser zu bewegen.

Angst ist in der Regel ein schlechter Begleiter für ein gesundes Leben – zumindest unnatürliche Angst. Angst ist an sich erst mal etwas ganz Natürliches und bietet uns einen Schutzmechanismus. In Gefahrensituationen können wir uns so, zum Beispiel durch Flucht, angemessen verhalten, ohne lange darüber nachdenken zu müssen. Allerdings erzeugt Angst auch eine flache Atmung.

Bei einer zu flachen Atmung wird die Kapazität der Lunge nicht vollständig ausgenutzt. In den Lungenbläschen bleibt immer noch ein Teil verbrauchter Luft zurück. Das kann die Sauerstoffversorgung der Körpergewebe beeinträchtigen. Die Muskeln und Organe - aber vor allem das Gehirn - erreichen dann nicht ihre volle Leistungsfähigkeit. Müdigkeit, Konzentrationsschwäsche und sogar Verdauungsprobleme können die Folge sein.

Als ich Anfang 20 war, wurde mir das erste Mal bewusst, dass ich zu flach atme. Darauf gebracht hat mich meine Gesangslehrerin. Gerade beim Singen und Sprechen ist eine gesunde und tiefe Bauchatmung wichtig. Ich musste also erst mal wieder lernen, richtig zu atmen. Das hat eine Weile gedauert. Das ist, als ob man 20 Jahre lang kein Fahrrad mehr gefahren ist. Man wird ein paar Auffrischungsstunden brauchen, um sich wieder richtig sicher im Sattel zu fühlen.

Um wieder richtig und gesund zu atmen, musst du keinen Gesangsunterricht nehmen. Nimm dir einfach täglich 10-15 Minuten Zeit, und setze dich auf einen bequemen Stuhl oder Sessel. Lege nun eine Hand auf deinen Bauch und beobachte deinen Atem. Gib dir selber den Befehl, in den Bauch zu atmen. Verkrampfe aber nicht dabei. Es ist gut möglich, dass du deine Atmung zu Anfang wie bisher eher partiell im Brustbereich spürst. Belasse es ruhig dabei und konzentriere dich weiter auf die Hand auf deinem Bauch. Du kannst auch die Augen schließen und dich der Vorstellung hingeben, dass dein Bauch ein Luftballon ist, der sich mit Luft füllt, die dann wieder entweicht. Hab einfach Geduld. Wenn du das regelmäßig übst, wirst du auch wieder deine gesunde Atmung zurückerlangen. Wenn du Unterstützung brauchst, wäre es zum Beispiel eine gute Idee, sich einem Yogakurs anzuschließen oder du informierst dich mal über Atemkurse an der Volkshochschule. Teilweise wird eine ärztlich verordnete Atemtherapie auch von den Krankenkassen bezuschusst.

Hier noch ein paar spannende Fakten zum Thema Atmung: Ein erwachsener Mensch atmet durchschnittlich 15 Mal pro Minute ein und aus. Hochgerechnet sind das pro Tag ca. 20.000 Atemzüge. Um einen Menschen am Leben zu erhalten, ist jeder einzelne Atemzug wichtig, denn durch das Einatmen gelangt Sauerstoff in die Lunge und wird von dort über das Blut im gesamten Körper verteilt. Und nur wenn alle Organe permanent mit Sauerstoff versorgt werden, können sie ihre Arbeit optimal erledigen.

Vergiss aber das Ausatmen nicht, denn durch ein bewusstes und langes Ausatmen erzeugst du ganz automatisch Entspannung. Bewusstes Ausatmen ist im Prinzip eine ganz einfache Technik, um Stress abzubauen. Ganz oft machen wir das nach einer Stresssituation, wenn wir etwas erreicht haben. Das gleicht oftmals mehr einem lauten Seufzer, ist aber nichts anderes als Ausatmen und die Folge einer zu flachen Atmung.

Wenn man es genau nimmt, sind wir in unserer Gesellschaft Meister im Luft anhalten. Dabei sollten wir viel öfter tief Luft holen. Wenn du erst mal gelernt hast, wie man wieder richtig atmet, wirst du auch ganz automatisch in Stresssituationen viel gelassener. Also, gönne dir und deinem Körper viel öfter mal, einfach tief durchzuatmen – das kann man übrigens auch prima mit einem Spaziergang im Wald verbinden.

7. Gesunde Bewegung

„Stillstand ist der Tod" - aus Herbert Grönemeyers Lied „Bleibt alles anders"

Bevor wir gleich zum Ende des 2. Teils kommen, möchte ich noch mal für einen kurzen Moment auf das wichtige Thema Bewegung eingehen. Etwas angerissen habe ich es ja schon in den Abschnitten „Zurück zur Natur" und „Von der Sonne geküsst". Um gesund zu sein, müssen wir uns bewegen, ob wir nun wollen oder nicht. Ganz oft wollen wir aber nicht. Ja, auch ich liege abends gerne im Bett vor dem Fernseher, und schaue mir meine Lieblingsserien an. Das ist u.a. meine Art, zu entspannen. Entspannung, in welcher Form auch immer, ist wichtig.

Aber blicken wir doch mal den harten Fakten ins Gesicht: Herbert Grönemeyer singt in seinem Lied „Bleibt alles anders": „Stillstand ist der Tod". Genauso so ist es. Es gibt nichts in der Natur, was nicht irgendwie in Bewegung ist. Damit Leben möglich ist, braucht es Energie. Und aus dem Physikunterricht wissen wir, dass Energie durch Masse mal Beschleunigung zum Quadrat, also $E=mc^2$, entsteht. Einstein lässt grüßen. Energie wird aber auch für den Betrieb von Computersystemen, im Prinzip für jede wirtschaftliche Produktion, benötigt.

Eine schöne Metapher für fehlende Energie ist ein Fluss, der nicht mehr in Bewegung ist und in einem Flussbecken vor sich hin dümpelt. Dieses Gewässer ist schlicht und einfach tot, fängt an zu faulen und riecht unangenehm. Das passiert mit allen lebenden Elementen, die nicht mehr in Bewegung sind.

Du wirst in der Natur, unter den Tieren, keine Art finden, die dauerhaft auf der faulen Haut liegt. Selbst Faultiere nicht. Können sie sich auch gar nicht erlauben, denn im Unterschied zu uns können sie keinen Pizzalieferservice anrufen. Nur der, ach so intelligente, Mensch, macht da mal wieder ein Ausnahme. Sorry für den Zynismus, aber so ist es nun mal. Viele setzen ihre großen und leistungsstarken Gehirne nicht dazu ein, um dafür zu sorgen, ein rundum gesundes Leben zu führen, sondern um sich das perfekte Big-Mac-Menü zusammenzustellen. Mit etwas Übung und Training würde das auch ein Schimpanse hinbekommen.

Fakt ist jedoch, dass, wenn wir uns zu wenig bis gar nicht bewegen, auch zu stillgelegten Flüssen werden - und das noch zu Lebzeiten.

Nun musst du aber vor Schreck nicht gleich ins nächste Fitnessstudio rennen. Und auch Rennen, sprich Joggen, ist nicht unbedingt notwendig. Schauen wir uns doch einfach mal unsere Vorfahren an. Ja genau, es heißt mal wieder „Zurück zur Natur". Mal davon abgesehen, dass es so etwas wie Fitnessstudios natürlich nicht gab, hat der Neandertaler sich mit Sicherheit nicht gedacht: „Oh man, ich müsste mal wieder Sport machen." Der Unterschied zu seinen intelligenteren, in der Neuzeit lebenden Nachkommen ist, dass er sich bewegen musste. In den Geschichtsbüchern ist nun mal nichts darüber zu finden, dass das Mammut oder der Säbelzahntiger an der Höhlentür mit den Worten „Guten Abend, ihr Abendessen", geklopft hat.

Louis Armstrong sang „What a wonderful world". Ich denke manchmal eher, was ist das doch für eine verrückte Welt, in der wir leben. Auf jeden Fall schön und lebenswert, aber mitunter auch sehr verrückt. Unsere Kinder und Jugend bekommen dank Modelcasting-Sendungen im Fernsehen und auch durch die Werbung ein völlig verblendetes Bild davon, wie ihr Körper auszusehen hat, während an jeder Ecke McDonalds und Co. mit verlockenden Sparmenüs locken.

Neben meiner Arbeit als Autor und Coach, biete ich ja auch geführte Meditationen für die verschiedensten Lebensbereiche an. U.a. auch eine Traumreise, die zur Unterstützung beim Abnehmen produziert wurde. In diesem Zusammenhang habe ich eine E-Mail von einem 13-jährigen Mädchen bekommen, die mich gefragt hat, wie schnell denn eine Wirkung eintritt. Sie müsste das wissen, da sie in zwei Wochen in den Urlaub fliegt und man ja am Strand eine entsprechende Figur haben sollte. Durch geschickte Fragestellung meinerseits habe ich herausgefunden, dass sie weder dick ist, noch ein bedenkliches Übergewicht hat. In einer weiteren E-Mail hat sie mir ein aktuelles Foto mitgeschickt, was ein junges, vollkommen schlankes Mädchen gezeigt hat. Ganz ehrlich, ich war etwas schockiert. Leider ist sie aber kein Einzelfall und für mich der Beweis, dass sie ein "Opfer" dieser, zum Teil, verrückten Welt ist.

Aber so unterschiedlich sind die Menschen. Da gibt es eine 13-jährige, die denkt, dass sie zu dick ist und auf der anderen Seite die Sorte Fast-Food-Junkies, denen das Denken zu anstrengend ist. Und auch zum Denken benötigen wir Energie. Energie, die zum Einen natürlich aus gesunder Nahrung und ausreichend Flüssigkeit, und zum Anderen aus selbständiger Bewegung, erzeugt wird.

Welche Art der Bewegung es ist, muss jeder für sich selber entscheiden und dabei auch auf die Botschaften seines Körpers hören. Ich für meinen Teil laufe sehr gerne. Das macht mir Spaß, ich bin an der frischen Luft, und als sehr kreativ arbeitender Mensch, bekomme ich auch den Kopf mal frei.

Es gibt aber auch Menschen, die einfach keinen Spaß an Sport haben. Meine Frau ist so ein Fall. Rein äußerlich gesehen bräuchte sie das nicht. Selbst, wenn sie mal einen Monat lang etwas mehr und ungesünder essen würde, hätte das kaum sichtbare Auswirkungen auf ihren Körper. Darum beneide ich sie schon etwas. Ich brauche nur ein Stück Mohnkuchen anzuschauen und ich merke, wie die fiesen kleinen Fettzellen in Lauerstellung stehen und sich darauf vorbereiten rund um meine Hüfte ihr schändliches Werk zu tun. Allerdings ist die Gefahr bei Menschen wie meiner Frau, die so eine Art Schlankheits-Gen in sich tragen, dass sie äußerlich nicht merken, ab wann es ihrer Gesundheit nicht gut tut, wenn sie übermäßig viel Kalorien, Zucker und Fett zu sich nehmen. Die Belastung der Organe und die negative Auswirkung auf die Gesundheit, sind gleich. Meine Mutter ist auch so ein Fall. Gerade mal 1,50 m groß und Zeit ihres Lebens superschlank. Als sie mit mir schwanger war, wollte man ihr selbst im 6. Monat noch nicht glauben, dass sie ein Kind erwartet. Aber sie ist mit ihrer Gesundheit nicht gerade fürsorglich umgegangen. Kaum Bewegung, viel Stress, hat viel geraucht und mit Anfang 50 dann die, bereits von mir erwähnten, Herzinfarkte. Aber rein äußerlich hat man ihr nicht angesehen, dass, sicherlich schon über viele Jahre, Arterien verkalken und Organe rebellieren - dafür aber umso mehr, als sie kreidebleich und noch dünner als zuvor, auf der Intensivstation lag.

Auch meine Mutter war und ist nicht der Typ, der ins Fitnesscenter geht oder sich zu Hause regelmäßig auf den Heimtrainer setzen würde. Aber das muss ja auch nicht sein. Eine regelmäßige Bewegung, die vielleicht sogar in den Alltag integriert ist, tut es mindestens genauso. Wie gesagt, es geht dabei nicht um Ausdauertraining oder um Muskelaufbau. Dagegen ist natürlich auch nichts einzuwenden. Um seinen Körper zu bewegen, reicht es aus, zum Beispiel mehr zu Fuß zu gehen, statt des Fahrstuhls die Treppen zu nehmen oder, wenn man mit den öffentlichen Verkehrsmitteln unterwegs ist, einfach mal eine Station früher auszusteigen. Der Fantasie sind da keine Grenzen gesetzt. Es gibt nur ein ganz kleines Hindernis zu überwinden: Man muss seine grauen Zellen dazu bewegen.

TEIL 3:
EIN- UND AUSSICHTEN

1. Ein kleines Resümee

„Wer so tut, als bringe er die Menschen zum Nachdenken, den lieben sie. Wer sie wirklich zum Nachdenken bringt, den hassen sie." - Aldous Huxley

Alles, was du nun im 2. Teil dieses Buches gelesen hast, beruht auf meinen ganz persönlichen Erfahrungen. Sicherlich verstehst du jetzt auch, warum ich anfangs etwas weiter ausgeholt habe und dich auf eine Reise durch mein bisheriges Leben mitgenommen habe. Vielleicht hast du dich ja an der einen oder anderen Stelle wiedererkannt. Ich persönlich finde, es gibt nichts Schlimmeres, als Ratschläge von jemandem zu bekommen, der einfach nur darüber berichtet, ohne selbst Erfahrungen gemacht zu haben, geschweige denn, die Tipps nicht einmal selbst ausprobiert hat.

Jede einzelne Empfehlung kannst du auch in dein Leben integrieren. Du solltest es zumindest einfach mal ausprobieren. Ich garantiere dir, dass dies auch frei von Nebenwirkungen bleiben wird. Wobei, das stimmt nicht ganz. Du musst mit erheblichen Begleiterscheinungen rechnen. Du wirst ein gesünderes und von der Sonne geküsstes Leben führen. Davon bin ich überzeugt. Du hast nichts zu verlieren. Alles andere als das. Du wirst jede Menge gewinnen. Mein Leben hat sich durch die erwähnten, kleinen, aber entscheidenden Änderungen, komplett gewandelt. Wie gesagt, das ist nicht im Schnellverfahren passiert, sondern war ein Prozess, den ich vor 3 Jahren bewusst und konsequent angefangen habe. Und dieser Prozess ist noch lange nicht zu Ende.

Fange am besten mit einer Entgiftungskur für deine Gedanken an. Verzichte einfach mal eine Weile darauf, Nachrichten jeglicher Art zu lesen und zu hören. Die Erde dreht sich auch weiter, wenn du mal nicht weißt, was in der Welt passiert. Außerdem weißt du nicht wirklich, ob das stimmt, was das Fernsehen oder die Printmedien als Wahrheit verkaufen wollen. Du kommst einfach nicht umhin, deine alten Glaubensätze zu erneuern oder zumindest zu hinterfragen.

Bestimmt kennst du Sätze wie „Ab Mitte 60 muss man sich nicht wundern, wenn die Knochen brüchiger werden oder man vergesslicher wird. Das ist nun mal so, wenn man alt wird". Wenn du nicht selber so denkst, dann kennst du bestimmt Menschen aus deinem Umfeld, die solches Gedankengut pflegen und hegen. Das Fatale ist, dass diese Menschen, der (noch) lebende Beweis sind, dass es tatsächlich so ist. Aber hat die Natur es so vorgesehen? Das Einzige, was die Natur vorgesehen hat, ist dass wir alle früher oder später irgendwann sterben werden. Aber wir können aktiv beeinflussen, wie wir unser Leben gestalten. Im besten Fall gesund und sonnig.

„Wie lange ich lebe, liegt nicht in meiner Macht; dass ich aber, solange ich lebe, wirklich lebe, das hängt von mir ab."
- Lucius Annaeus Seneca (ca. 4 v. Chr. - 65 n. Chr.)

Und dann gibt es noch Menschen, die mit Argumenten der Art „Mein Opa hat geraucht wie ein Schlot, pro Tag 2 Flaschen Whisky getrunken, eine gleich zum Frühstück, und er ist 110 Jahre alt geworden", um sich werfen. Was in solchen Berichten meist verschwiegen wird ist, dass Opa mit 40 seinen ersten Infarkt hatte, mit 50 den Zweiten, mit 60 einen leichten Schlaganfall, mit 70 eine neue Niere, mit 80 ist er an Alzheimer erkrankt, mit 90 wurden ihm die Raucherbeine amputiert und die letzten 20 Jahren saß er im Rollstuhl und musste täglich an die Dialyse. Da kann man ja noch von Glück reden, dass er mit 80 an Alzheimer erkrankt ist. Du bist geschockt über so viel Sarkasmus? Auch, wenn ich mir diesen Fall ausgedacht habe, ist er leider Gottes doch sehr realistisch. Was hat also Opa davon gehabt, dass er 110 Jahre alt wurde?

Unsere Gesellschaft wird immer älter. Aber das heißt im Umkehrschluss nicht, dass das daran liegt, weil wir gesündere Leben führen. Denke an den Opa aus meinem Beispiel. Die Medizin macht es möglich. Also ein Hoch auf unser Gesundheitssystem? Ich muss dich enttäuschen, denn du wirst mich nicht zu einem „High Five" bekommen. Von Gesundheitssystem kann nun leider wirklich keine Rede sein. Es ist ein System, was Krankheiten fördert, statt dazu beizutragen, sie zu verhindern. Und solange unsere Gesellschaft glaubt, dass uns Ärzte und Medikamente gesund machen können, wird es auch so bleiben. Damit möchte ich aber die Erfolge der Schulmedizin nicht schmälern. Die Schulmedizin hat durchaus ihre Daseinsberechtigung. Dank ihr hat meine Mutter ihre zwei Herzinfarkte überlebt. Dank der Schulmedizin kann ich nach meiner Nasen-OP wieder freier atmen. Und hätte mir damals ein Chirurg nicht den Blinddarm entfernt, würde ich vielleicht hier nicht sitzen um dieses Buch zu schreiben.

2. Der kalte Entzug

„Nicht Worte sollen wir lesen, sondern den Menschen, den wir hinter den Worten fühlen." - Samuel Butler

Ich muss mich übrigens bei dir entschuldigen. Eigentlich wollte ich dich im Vorwort fragen, wie es dir geht. Das möchte jetzt nachholen. Also, liebe Leserin, lieber Leser, wie geht es dir? Sollte es dir zurzeit nicht so gut gehen, wünsche ich dir von ganzem Herzen gute Besserung. Und wenn du dich bester Gesundheit erfreust, möchte ich dir dazu gratulieren. Vielleicht gehörst du ja auch schon zu den Menschen, die bereits auf einem guten Weg sind, ein gesünderes Leben zu führen. Dann sage ich mal herzlich willkommen im Club. Ich vermute aber mal, dass es vielleicht noch ein paar Zweifler unter euch gibt. Na gut. Als gelernter Entertainer weiß ich, dass man sein Publikum ganz oft erst am Schluss einer Show so richtig mitreißen kann. Und dann schreit es nach mehr. Gut vorbereitet zaubert man doch noch ein paar Zugaben aus dem Hut. Bist du bereit? Na dann, Vorhang auf:

Ich würde dieses Buch nicht schreiben, wenn ich all diese Erfahrungen nicht gemacht hätte. Erfahrungen und Erlebnisse, die mir die Augen geöffnet haben, und mir seit einiger Zeit nun ein gesundes Leben ermöglichen. Ich kann es gar nicht oft genug betonen. Aber bis vor gar nicht allzu langer Zeit kannte ich auch die „andere" Seite. Du erinnerst dich an den ersten Teil des Buches? Der eigentliche Auslöser dazu, dieses Buch zu schreiben war, dass ich mit voller Härte zu spüren bekam, wie es sich anfühlt, wenn man den gesunden Pfad wieder verlässt.

Ich habe natürlich aus einem ganz bestimmten Grund gefragt, wie es dir geht. Gehen wir mal von dem Fall aus, dass du dich weder besonders gesund ernährst, noch bist du oft an der frischen Luft und deine Sportaktivitäten kommen und gehen. Einmal die Woche greifst du zum Apfel, aber viel mehr noch in die Tüte Chips, während du die Abendnachrichten im Fernsehen verfolgst. Du bist 2-3-mal im Jahr erkältet, hast eine Beziehung, mit der du ganz zufrieden bist und der Job ist auch ganz ok. Man muss ja nehmen, was man bekommt. Hauptsache, man kommt irgendwie über die Runden. Wenn du auch noch mehrmals am Tag denkst oder sogar aussprichst, dass alles nicht so einfach ist, solltest du unbedingt weiter lesen.

Ich kann dich aber beruhigen. Oberflächlich betrachtet ist alles im grünen Bereich. Aber leider wahrscheinlich nur oberflächlich. Wenn du schon seit vielen Jahren so ein oder ein ähnliches Leben führst und bislang keine besonderen gesundheitlichen Ausfälle hattest, dann heißt es aber noch lange nicht, dass das auch die nächsten Jahre so bleiben wird. Du kannst davon ausgehen, dass sich dein Körper ganz hervorragend an deine Lebensgewohnheiten angepasst hat. Das ist sein Job, was anderes hat er nicht gelernt. Sei ihm dafür dankbar, und ich empfehle dir dringend, das deinem Körper auch mal zu zeigen. Bring ihm ruhig mal ein paar Blumen mit. Rein bildlich gesprochen, versteht sich. Und glaube mir, auch dein Körper denkt manchmal, dass alles nicht so einfach ist.

Mir ging es jahrelang nicht anders - detailliert noch mal im ersten Teil des Buches nachzulesen. Vor ca. 4 Jahren befand ich mich in einem tiefen Loch. Vor allem beruflich ging es nicht wirklich voran. Zwar arbeitete ich in meinem Traumjob als Musiker und Sänger, aber ich hatte das Gefühl, dass mir einfach zu viele Steine in den Weg gelegt wurden. Wie Hänschen Klein stolperte ich über „Stock und Stein", von einer Beinahkatastrophe in die nächste. Gesundheitlich war alles ok. Ich bin sogar von der Schweinegrippe verschont geblieben, die gerade zu der Zeit grassierte. Oder war es die Vogelgrippe?

Viel beunruhigender fand ich aber die Berichte, dass in verschiedenen Lebensmitteln Pferdefleisch gefunden wurde. Du erinnerst dich vielleicht. Unter anderem in meiner geliebten Tiefkühllasagne, die ich gerne mal, aus Faulheit und Mangel an Zeit, in die Mikrowelle schob. So richtig gut hat sie mir allerdings nie geschmeckt. Ich kann es nicht anders beschreiben, aber es war, als ob mir jemand die rosarote Brille abnahm. Auf einmal konnte ich klar sehen und ich fing an, mein bisheriges Leben auf Ernährung, Sport und Gedanken, kurzum, auf meine Gesundheit, abzuklopfen.

Nun bin ich zwar nicht besonders esoterisch veranlagt, aber ich fühlte mich erleuchtet. Nach und nach habe ich also mein Leben geändert. Von einem Tag auf den anderen habe ich erst mal jegliche tierische Produkte aus meinem Speiseplan gestrichen. Im weiteren Verlauf habe ich meinen Zuckerkonsum reduziert und esse vermehrt Obst und Gemüse. Alkohol trinke ich nur noch selten und wenn, dann nur so viel, dass ich am nächsten Morgen nicht mit einem dicken Kopf aufwache. Ich bewege mich 2-3-mal die Woche an frischer Luft. Mein Zeitungsabonnement habe ich abbestellt und der Fernseher ist auf dem Sperrmüll gelandet. Umso mehr ich mein Leben ganz bewusst in eine sonnigere und gesundere Richtung gelenkt habe, umso besser ging es mir auch. Auch wenn ich vorher nicht das Gefühl hatte, dass es mir schlecht ging. Doch jetzt bekam ich zunehmend das Gefühl, wie es sich anfühlt, wenn es einem richtig gut geht und man auf der Sonnenseite des Lebens steht. Ich habe mich in meinem ganzen Leben noch nie fitter und vitaler gefühlt. Sogar der gehasste Herpes blieb fern. Solltest du auch ab und an unter den unangenehmen Lippenbläschen leiden, könnte es gut sein, dass du mit den Tipps aus meinem Buch dieses lästige Problem sehr gut in den Griff bekommst. Ich denke, dass mir vor Allem die Reduzierung von Weizen und Zucker dabei hilft.

Ein weiteres Erlebnis aus meiner Kindheit beschreibt dieses neu gewonnene Glücksgefühl ganz gut – nämlich der Moment, als meine Eltern endlich den ersten Farbfernseher hatten. Die ersten 10 Jahre meines Lebens habe ich Ernie und Bert aus der Sesamstraße oder die Sendung mit der Maus in schwarz-weiß gesehen. Ein wenig komisch kam es mir schon vor, denn meinen braun-gelben Schlafanzug mit den rosa Schweinchen konnte ich ja auch in Farbe sehen. Aber da ich nichts anderes kannte, war es doch wieder normal, dass in der Glotze alles grau zu sehen war. Dieses Erlebnis, nun plötzlich alles in Farbe zu sehen, also im Fernseher, kam einer Offenbarung gleich. Auf einmal bekamen die Sendungen eine ganz andere Qualität. Verstehst du was ich meine? „Wenn du denkst es geht nicht mehr, kommt irgendwo ein Lichtlein her." - oder ein Farbfernseher.

So ähnlich ging es mir nun auch, als ich nach und nach ein gesünderes Leben geführt habe. Ein Wechsel wie von schwarz-weiß zu Farbe. Allerdings habe ich dummerweise irgendwann wieder den Schwarzweiß-Fernseher aus dem Keller geholt, um noch mal diese Metapher zu bedienen.

Nach meinem dreiwöchigen Zuckerentzug, über den ich ein paar Seiten zuvor berichtete, habe ich mir ein leckeres Eis gegönnt. Und zwar in Berlin-Wilmersdorf im Cafe Monheim. Diesen Tipp muss ich an dieser Stelle einfach mal loswerden. Die Familie Monheim stellt seit über 80 Jahren ihr Eis in einer ganz besonderen Rezeptur her. Bei allem Zucker und aller Sahne, die verwendet werden, schmeckt es sehr natürlich. Bei dem Gedanken an diesen Traum von Eis ist mir das Wasser schon im Mund zusammengelaufen. Machen wir uns nichts vor: Drei Wochen Entzug vertreiben nun mal nicht 40 Jahre exzessiven Zuckerkonsum aus deinem Körper und vor allem nicht aus deinen Gedanken. Der Geschmack vom Eis war wie Frühlingsanfang, Kindergeburtstag und Weihnachten an einem Tag. Ein Feuerwerk der Sinne. Doch so sehr es mir meine Sinne gedankt haben, so hart hat mich mein Körper dafür bestraft. Als sich der Zucker in meinem Körper ausbreitete, wurde mir leicht übel und sehr warm. Den Rest des Tages habe ich mich sehr unwohl gefühlt. Natürlich war das medizinisch gesehen kein Zuckerschock, aber mein Körper hat mir ganz klar gezeigt, was er von der unerwarteten Zuckerzufuhr hält, nämlich gar nichts. Er war wahrscheinlich geschockt – zuckergeschockt.

Ähnlich ging es mir erst vor Kurzem mit dem Thema Weizen. Auch diese jahrelange Konditionierung bekommt man nicht so einfach aus seinem Körper bzw. aus seinem Unterbewusstsein. Ganz tief in mir war ich immer noch irgendwie der kleine, dicke Junge, der gerne Toastbrot mit Leberwurst isst. Glücklicherweise bezieht sich die Sucht nicht mehr auf Fleischprodukte. Doch durch vermehrten Stress im Beruf, einer gewissen Unzufriedenheit gepaart mit ein paar privaten Problemen, ließen mich in Bezug auf Ernährung und Sport aber auch auf meine Gedanken nicht mehr ganz so diszipliniert sein. Schnell mal zum Mittagessen eine Schrippe (so sagt der Berliner zu einem Weißbrötchen - andere Bezeichnungen wären Wecke oder Semmel), zum

Nachmittag ausnahmsweise ein Stück Kuchen, zum Abendessen einen vegetarischen Döner vom Imbiss und eine halbe Tafel Schokolade vor dem Fernseher. Das kann man ja auch mal machen. Morgen gehe ich ja auch wieder joggen oder auf den Crosstrainer. Na gut, vielleicht erst übermorgen, dann aber ganz bestimmt.

So waren jedenfalls meine Gedanken. Ich glaube mein Körper schien anfangs etwas verwirrt. Zu Recht. Hatte er sich doch sehr gut an das neue Leben mit mir gewöhnt. Aber er ließ eine Weile Gnade vor Recht ergehen. Irgendwann wurde es ihm aber zu bunt. Er machte mich ziemlich unsanft darauf aufmerksam, dass ich Gefahr laufe, in alte Muster zu verfallen. Meine Frau und ich waren auf eine Hochzeit eingeladen. Nun versuche ich zwar, solchen Feierlichkeiten aus dem Weg zu gehen, aber hin und wieder kommt man nun mal nicht drum herum. So etwas nennt man dann wohl familiäre Verpflichtungen. Es war ein wirklich grauenhafter Abend. Und das lag nicht in erster Linie an der Tanzkapelle, die sich weigerte ein drittes Mal „Atemlos" von Helene Fischer zu spielen und damit zum Unmut der Hochzeitsgesellschaft beitrug, oder der sehr dürftigen Auswahl an vegetarischen, geschweige denn veganen, Gerichten. Das konnte ich alles noch verkraften. Was mir aber schon vor Beginn der Feier die Laune maßlos verdorben hat, war die Feststellung, dass ich den Knopf meiner Anzughose nicht mehr zu bekommen habe. Das hat wirklich gesessen. Ein eiskalter Schlag ins Gesicht. Dabei war bis vor Kurzem Kleidungsgrößentechnisch alles ganz wunderbar. Durch meinen neuen Lebenswandel konnte ich endlich Anzüge tragen, die meinen neuen, schlanken und straffen Körper betont haben. Ich konnte zudem wieder Hemden in der Hose tragen und musste auch nicht mehr den Bauch einziehen. Und nun? Nun musste ich die ganze Feier mit offener Hose, die nur durch das wieder heraushängende Hemd verdeckt wurde, überstehen.

Aber das war erst der Anfang. Jetzt schien mein Körper erst richtig in Fahrt zu kommen und konnte es einfach nicht lassen, mir sehr eindeutig und eindrucksvoll zu zeigen, was er von meinem wieder zurückerlangten alten Lebenswandel hält. Man könnte das mit einer langjährigen Beziehung vergleichen, wo der Mann unbemerkt und ungeniert fremd geht. Jahrelang geht das gut, aber irgendwann kommt ihm die Frau auf die Schliche, weil sie aber ihren Mann über alles liebt, verzeiht sie ihm seine ganzen Ausrutscher. Für eine Weile geht auch alles gut, die Beziehung scheint sogar etwas aufgefrischt zu sein, aber dann erliegt der alte Casanova dem Charme der neuen Kollegin. Es war um ihn geschehen und schlussendlich dann auch um seine Ehe. Die Reaktion seiner Frau, als sie ihn diesmal auf frischer Tat ertappt hat, glich einem Vulkanausbruch.

In Bezug auf meinen Körper würde ich sagen, dass er sich betrogen fühlte. Nach langen und intensiven Gesprächen einigten wir uns aber darauf, dass ich mich bemühe, wieder mehr auf meine Gesundheit zu achten. Das hieß aber noch lange nicht, dass er mir verziehen hat. Da war mein Körper dann doch wie eine zickige Frau. Damit ich auch wirklich weiß, was ich an ihm habe, und um mich mal daran zu erinnern, wie wohl er sich gefühlt hat, als ich mich so liebevoll um ihn gekümmert habe, schickte er mir in kürzester Zeit zwei unangenehme Herpesausbrüche und zur Krönung einen schönen Infekt. Den ersten seit über 3 Jahren. Ganz schön nachtragend, oder?

Meine Frau hat übrigens ähnliche Erfahrungen machen dürfen. Nun ist sie, wie bereits erwähnt, von Hause aus ein

Typ, der zwar essen kann, was er will und sichtbar kaum zunimmt, aber ihr Körper bestrafte sie dann auf andere Art und Weise. Auch meine Frau wurde etwas nachlässiger in Bezug auf Ernährung und Bewegung. Und ehe sie sich versah, meldete sich ihr Rheuma wieder.

TEIL 4:
ABSCHLIESSENDE TIPPS UND GEDANKEN

„Wer immer tut, was er schon kann, bleibt immer das, was er schon ist." - Henry Ford

Mittlerweile habe ich mich wieder von dem Vulkanausbruch meines zickigen Körpers erholt. Für mich war ganz klar, dass es ein paar Ausrutscher zu viel waren. Mein Körper und ich sind wieder sehr gute Freunde. Ich muss aber auch zugeben, dass diesmal der Weg zurück zur Natur, also zu einem gesunden und von der Sonne geküssten Leben, weitaus anstrengender war als zuvor. Dafür waren die Ausrutscher, also zum Beispiel die Erkältung, bei weitem nicht so schlimm, wie sie früher waren. Ich habe sie nur nach drei Jahren, in denen ich mich noch nie so gesund und fit gefühlt habe, einfach als heftiger empfunden.

Lass mich dir zum Schluss noch ein paar weitere Tipps mit auf den Weg geben, die mir persönlich geholfen haben, und immer noch helfen, ein von Gesundheit und Glück erfülltes Leben zu führen. Ich habe die Ratschläge ganz bewusst bislang nicht erwähnt, weil ich glaube, dass sie nicht jedermanns Sache sind. Wie zum Beispiel:

1. Kalt Duschen

Mit dem Beginn meines neuen Lebenswandels dusche ich ausschließlich kalt. Ja, auch Haare waschen. Ich bin davon überzeugt, dass es mich bei der Erhaltung meiner Gesundheit unterstützt. Für meine Frau ist das bis heute nichts. Das höchste der Gefühle sind Wechselduschen. Dafür ist sie immer wie ausgewechselt, wenn Sie einen „Mädchenfilm" gesehen hat. Das ist nun wiederum nichts für mich. Trotzdem hat das kalte Duschen erwiesenermaßen einen äußerst positiven Effekt auf Körper und Psyche. Ich sage nur „zurück zur Natur". Verschiedene Studien belegen, dass durch das kalte Duschen zum Beispiel die Anzahl weißer Blutkörperchen erhöht wird. Das bedeutet, dass das Immunsystem besser arbeiten kann. Kaltes Wasser bewirkt außerdem, dass sich Adern und Venen schlagartig öffnen, um eine große Menge Blut durch den Körper zu pumpen. Dieses dient dazu, den Körper und vor allem wichtige Organe warm zu halten. Dieser Prozess weitet die Arterien und macht sie flexibler. Eine gute Möglichkeit, um Herzinfarkten vorzubeugen. Nicht zu unterschätzen ist der psychologische Effekt. Allein die Tatsache, sich jeden Morgen zu zwingen, sich unter die eiskalte Dusche zu stellen, ist Motivation pur und stärkt das Selbstbewusstsein. Somit beugt man auch depressiven Stimmungen vor.

2. Meditation und Entspannung

Im Schneidersitz eine Viertelstunde lang völlig regungslos, einfach nur so dazusitzen und versuchen, nichts zu denken, ist auch nicht unbedingt für jeden geeignet, jedoch genauso wirkungsvoll und ein effektiver Stresskiller wie das kalte Duschen. Im Übrigen eine gute Möglichkeit, sich auf eine Bauchatmung zu konzentrieren. Auch hier gilt die alt bekannte Weisheit: Probieren geht über Studieren. Oder lass mich noch mal Henry Ford zitieren: *„Wer immer tut, was er schon kann, bleibt immer das, was er schon ist."* Wenn du ein paar einfache Regeln befolgst, wird das Meditieren mit der Zeit für dich zum Kinderspiel, und du wirst es vermissen, wenn du es mal eine Weile nicht machst.

Hier ein paar Meditationstipps für Anfänger:

- Für den Anfang solltest du dir immer denselben Ort aussuchen. Das kann deine Couch, ein Sessel oder ein

Stuhl sein. Wenn du nicht gerade das Ziel verfolgst einzuschlafen, würde ich dir eine sitzende Position empfehlen.

- Entspannen: Ein großes Problem, womit viele Meditations-Anfänger zu kämpfen haben. Alleine die Tatsache, ca. 10 Minuten einfach nur dazusitzen, ist für viele ungewohnt und stellt alleine schon eine große Herausforderung dar. Daher mein Tipp: Bevor du dich in die sitzende Position begibst, hüpfe ein paar Mal auf und ab und lockere deinen Körper. Das regt zusätzlich den Atemfluss und die Sauerstoffzufuhr an. So läufst du nicht Gefahr, während der Meditation zu sehr zu verkrampfen.

- Sitzposition: Du musst dich weder im Schneidersitz, noch im Lotussitz hinsetzen. Auch hier gilt wieder: Es gibt kein Richtig oder Falsch. Setze dich so hin, wie es für dich am bequemsten ist. Allerdings solltest du eine möglichst gerade und aufrechte Position einnehmen.

- Um dich an das Meditieren zu gewöhnen, solltest du am Anfang nicht länger als 10 Minuten meditieren. Stelle dir einen Wecker.

- Unbedingt Telefon, Smartphone etc. ausstellen bzw. auf lautlos stellen. So banal das auch klingen mag, aber manchmal vergisst man die einfachsten Dinge. Wenn du nicht gerade alleine wohnst, dann sage deinem Partner, dass du ungestört sein möchtest.

- Wenn du deinen Platz gefunden hast, dann konzentriere dich einfach auf deine Atmung. Noch besser, beobachte deine Atmung ohne etwas verändern zu wollen. Versuche auch nicht deine Gedanken abzustellen. Das funktioniert sowieso nicht. Das schaffen nur geübte Zen-Mönche. Und die haben das jahrelang geübt. Genauso wie deinen Atem, kannst du auch einfach deine Gedanken beobachten.

- Versuche dir einen festen Zeitraum zum Meditieren in deinem Tagesablauf einzuplanen.

- Mach dir schöne Musik an. Auf YouTube findest du unter den Suchbegriffen „Meditationsmusik", „Spa", „Entspannungsmusik" etc. eine große Auswahl, die dir hilft dich zu entspannen.

- Diese blöden Gedanken: Wie schon weiter oben erwähnt, ist es für uns "Normalsterbliche" nicht möglich, nichts zu denken. Und gerade, wenn unser Körper zur Ruhe kommt, scheint das für den Kopf eine Aufforderung zu sein, die Gedankenmaschinerie erst recht auf Hochtouren laufen zu lassen. Ganz oft kommen dann auch negative Gedanken. Auch hier gilt: Einfach nur beobachten. Aber schenke ihnen keine Bedeutung. Stell dir deine Gedanken als Wolken vor, die an dir vorbeiziehen. Sie kommen und gehen. Konzentriere dich auf deinen Atem. Beobachte dabei, wie sich deine Bauchdecke langsam hebt und senkt.

- Muss man die Augen schließen? Ein klares Nein. Für die meisten Menschen ist es einfacher, zur Ruhe zu kommen und in sich zu gehen, wenn Sie die Augen schließen. Du kannst aber auch mit offenen Augen meditieren und zum Beispiel einen Punkt an der gegenüberliegenden Wand fixieren. Eine sehr schöne Variante wäre auch, eine Kerze anzuzünden und das Flackern der Kerze zu beobachten. Das Flackern hat zusätzlich den Effekt, dass du dein Gehirn in einen meditativen Zustand versetzen kannst. Ca. 200 J. v. Christus entdeckte Ptolemäus, als er ein sich drehendes Rad zwischen die Sonne und einen Betrachter stellte, dass das Flackern des Sonnenlichts durch die Speichen sowohl ein Gefühl der Benommenheit und Euphorie erzeugt, als auch Muster und Farben vor dem Auge des Betrachters entstehen lässt.

3. Power-Napping

Etwas einfacher, aber mindestens genauso effektiv, ist ein kleiner Mittagsschlaf. Ich denke, ich brauche nicht zu erwähnen, dass zu einem gesunden Leben ausreichend Schlaf gehört. Schlafen ist gesund und zwar nicht nur nachts. Im asiatischen Raum wird sowohl zu Hause, als auch in der Firma Mittagschlaf praktiziert. In einigen Betrieben ist er sogar Pflicht. Man mag es kaum glauben, aber es ist tatsächlich so. Dieser Pflicht bedarf es aber eigentlich gar nicht, denn wenn der Japaner müde ist, dann schläft er. Und zwar da, wo er sich gerade befindet. Auf der Parkbank, in der U-Bahn oder sogar im Meeting. Die Japaner haben sogar ein Recht auf ein Nickerchen. Es wird „Inemuri"(jap. „anwesend sein und schlafen") genannt und ist Teil der Japanischen Verfassung. Aber soweit müssen wir gar nicht reisen, um uns mit der Tradition des Mittagschlafs zu beschäftigen. Gerade in südlichen, sehr warmen Regionen ist es für die Menschen ganz natürlich, in der Mittagszeit eine Siesta zu halten. Nur bei uns zu Hause tun wir uns noch etwas schwer damit.

Wir alle kennen das typische Tief, was uns so zwischen 12 und 14 Uhr überfällt. Dagegen sind wir machtlos. Das ist unser biologischer Rhythmus, gegen den wir nicht ankämpfen sollten. Wie wir ja bereits gelernt haben, sollten wir uns lieber nicht mit der Natur anlegen. In meiner Zeit als Staatsdiener ereilte mich dieses biologische Tief natürlich auch täglich. Damals fehlte mir aber das nötige Know-How zum Thema Mittagsschlaf. In meiner Not versetzte ich meinen Körper in eine Art Zuckerschock. Eine Dose Cola und ein Schokoriegel sorgten für die nötige Energie, um bis zum Feierabend durchzuhalten. Und auch die Werbung suggeriert uns seit Neuestem, dass man zur Diva wird, wenn man nicht regelmäßig einen nussigen Schokoriegel isst. Ein Mittagsschläfchen wäre sicherlich weitaus gesünder gewesen und würde auch nicht mit so vielen Kalorien zu Buche schlagen.

Also was ist gegen ein kleines Schläfchen zur Mittagszeit zu sagen? Und wenn du an deinem Arbeitsplatz keinen Ruheraum hast, dann schließe dich einfach für 10 Minuten auf der Toilette ein oder mache es im Sommer wie der Japaner. Ab auf die Parkbank. 10 Minuten würden auch schon ausreichen, damit sich unser Körper und unsere Psyche erholen. Bereits sechs Minuten Schlaf würden schon genügen, um die Gedächtnisleistung zu steigern. Die Schlafdauer zur Mittagszeit sollte aber eine Zeitspanne von 30 Minuten nicht überschreiten. Danach setzt nämlich eine tiefere Phase des Schlafes ein, die uns das Aufwachen erschwert. Und hinterher fühlt man sich noch müder und geräderter als vorher. Stell dir daher einfach einen Wecker auf ca. 15 Minuten. Ich schwöre auf mein kleines Mittagsnickerchen. Erfreulicherweise hält in unseren Breitengraden die Kultur des Mittagsschlafs immer mehr Einzug. Im Zentrum von Berlin, zwischen Fernsehturm und Brandenburger Tor, hat eine junge Unternehmerin ein Ladengeschäft mit dem Namen „Nickerchen" aufgemacht. Es ist das erste Power-Napping Studio in Deutschland.[18] Dort können sich gestresste Geschäftsleute oder japanische Touristen hinter Vorhängen und auf bequemen Matratzen eine Mütze Schlaf abholen. Geweckt wird man von der Besitzerin persönlich, und auf Wunsch kann man auch noch Massagen dazu buchen.

Wenn du nun an deinem Arbeitsplatz oder in deiner Umgebung keine Möglichkeit zum Power-Nappen hast, dann empfehle ich dir alternativ in deiner Mittagspause einen kleinen Spaziergang zu machen. Verzichte ruhig mal auf die Kantine und drehe ein paar Runden um den Block. Iss einen Apfel oder eine Banane und atme tief durch. Sonnenlicht und frische Luft revitalisieren Körper und Geist nachhaltig. Gleichzeitig tust du auch etwas für deine Fitness.

4. Rohkostkuren

Ich bin eigentlich kein Freund von extremen Ernährungsformen. Auch halte ich persönlich nicht viel von Fastenkuren. Aus eigener Erfahrung halte ich es nicht für sinnvoll, über längere Zeit zu hungern. Und man könnte nun auch lange und zähe Diskussionen darüber führen, ob der Mensch ein Fleisch- oder Pflanzenfresser ist. Die Wahrheit liegt wahrscheinlich, wie so oft, in der Mitte. Die Einen sagen so und die Anderen wieder ganz was Anderes. Ein militanter

Verfechter der veganen Ernährung wird tausend Beweise dafür finden, dass wir Menschen keine Fleischfresser sind. Ein Liebhaber von Steak und Currywurst wird einem lange Vorträge darüber halten, dass der Mensch sich nur so gut entwickelt hat, weil er Fleisch isst.

Laut Darwin, dem Begründer der Evolutionstheorie, ist der Mensch ein Frugivore. Also ein Fruchtesser. Damit sind in erster Linie die saftigen, nicht getrockneten, Früchte gemeint. Allgemein im Grunde das, was wir gemeinhin als Obst bezeichnen. Selbst in der Bibel können wir lesen, dass sich Adam, also der erste Mensch, von Früchten ernährte. Und tatsächlich spricht vieles dafür, dass wir Menschen Frugivoren sind. Das fängt im Prinzip schon bei unserer Anatomie an. Dazu brauchen wir uns nur mal unsere Zähne anzuschauen. Sie sind flach und es fehlen Reißzähne, die wir zum Zerkleinern von rohem Fleisch benötigen würden. Nur mal so nebenbei: Hast du schon mal einen Löwen gesehen, der sich gemütlich sein Fleisch grillt? Auch unser Magen-Darm-Trakt ist eigentlich nicht für die Verarbeitung von Fleisch ausgelegt. Eigentlich ist er nämlich zu lang, so dass das Fleisch je nach körperlicher Veranlagung, sogar schon anfangen kann zu faulen. Damit will ich aber auch schon den kurzen Ausflug in die Evolution beenden.
Vor einiger Zeit fiel mir ein Buch mit dem Titel *„Willst Du gesund sein? Vergiss den Kochtopf!"*, in die Hände. Der Autor Helmut Wandmaker[19] propagiert dort eine rein pflanzliche Ernährung, die auch gänzlich darauf verzichtet, dass die Nahrung erhitzt wird. Das, was er in seinem Buch schreibt, offenbart dem Leser seinen über 40-jährigen Erfahrungsschatz. Und es erscheint mir alles logisch und nicht widerlegbar. Betrachten wir es doch mal ganz nüchtern: Warum sollte der Mensch als einziges Lebewesen seine Nahrung durch Kochen im Prinzip zerstören? Meines

Wissens gibt es keine Vitamine oder Enzyme, die diesen Prozess überstehen.

Aber bei der ganzen, durchaus spannenden und logisch erscheinenden Theorie, wollte ich wissen, wie mein Körper darauf reagiert, wenn ich ihm für eine Weile nur Rohkost zuführe. Natürlich fand er das erst mal überhaupt nicht lustig und wollte mich in den ersten Tagen vehement darin hindern, weiterhin ausschließlich Obst, ungekochtes Gemüse und Nüsse zu essen. Mein Verstand verstand nun auch die Welt nicht mehr, verbündete sich mit meinem Körper, und zusammen arbeiteten sie mit unfairen Mitteln, um mich wieder dazu zu bringen, mit dem Experiment aufzuhören. Ich habe aber durchgehalten. Schon nach einer Woche habe ich mich noch mal fitter und gesünder gefühlt als mit meiner bisherigen, doch schon sehr ausgewogenen, Ernährung. So frisch, ausgeglichen und vital ich mich auch in meiner Rohkostphase gefühlt habe, muss ich zugeben, dass ich dann ab und zu doch nicht auf eine warme Mahlzeit verzichten möchte. Seit dieser Erfahrung baue ich immer mal wieder ein paar auf einander folgende Tage ein, an denen ich mich ausschließlich von Obst und Gemüse ernähre, und auch auf das Glas Wein am Abend verzichte. Probiere auch das einfach mal aus. Du kannst wirklich nur gewinnen, und es unterstützt dich dabei, mehr und mehr die Sprache deines Körpers zu sprechen. Du wirst anfangen, ihn zu verstehen. Und seien wir mal ehrlich, deinem Auto gönnst du doch auch einen regelmäßigen Ölwechsel.

5. Soziale Kontakte

Damit meine ich jetzt nicht deine Kontakte aus Facebook, Whats-App und Co. Zu einem gesunden und von der Sonne geküssten Leben gehören auch Menschen, mit denen du gerne zusammen bist. Menschen, die dein Leben bereichern. Menschen, die dich zum Lachen bringen aber mit denen du auch weinen kannst. Menschen, die deinen Horizont erweitern und mit dir zusammen in dieselbe Richtung blicken.

„Liebe besteht nicht darin, dass man einander anschaut, sondern dass man gemeinsam in dieselbe Richtung blickt." - Antoine de Saint-Exupery

Umgib dich mit Menschen, die dir gut tun und halte Abstand zu denen, die überwiegend negativ drauf sind und sowieso alles besser wissen. Bedenke: Du bist der Durchschnitt der 5 Menschen, mit denen du die meiste Zeit verbringst. Das ist ein ganz wichtiger Aspekt in Bezug auf deine Gesundheit.

Und wenn du mit Menschen zusammen bist, die dir etwas bedeuten, dann wertschätze diese Zeit auch. Mach vor Allem das Handy aus. Diese Zeit ist so wertvoll, die so nie wieder zurückkommt. Mal ein kleiner Gedanke für alle die wie ich in einer Zeit aufgewachsen sind, als es noch keine Smartphones und Tablets gab: Seid ihr früher alle 5 Minuten zur nächsten Telefonzelle gerannt um zu Hause anzurufen? Ich persönlich finde es ganz schrecklich, wenn ich mit Menschen zusammensitze, die permanent mit einem Auge und Ohr bei ihrem Handy sind. Auch bin ich so "Old-School", dass ich noch nicht mal einen Internetfähigen Tarif auf meiner Simkarte habe. So wichtig kann nichts sein, was ich nicht zu Hause auf dem PC abrufen kann. Und wenn ich

Einladungen zu Partys oder Familienfeiern verpasse, weil ich nicht in irgendwelchen Gruppen auf What's App bin, dann sind es diese Events und wahrscheinlich auch die Menschen nicht wert. Immerhin bin ich telefonisch und sogar per E-Mail erreichbar.

NACHWORT

„Gesundheit ist nicht alles, aber ohne Gesundheit ist alles nichts." - Arthur Schopenhauer

Einen kleinen und damit letzten Tipp habe ich aber noch für dich. Bleib neugierig. Informiere dich abseits der Mainstream-Medien über die vielfältigen Möglichkeiten, ein durch und durch gesundes Leben zu führen. Beobachte Kinder und Tiere, geh in die Natur und verbinde dich mit dem Leben. Ja, nimm am Leben teil. Sei heiß auf das Leben, dann wirst du dich auch nicht erkälten. Verliebe dich wieder in das Leben. In dein Leben. Solange du jeden Tag Feuer und Flamme für dein Leben bist, kann dir kein Schnupfenvirus der Welt etwas anhaben. Ignoriere nicht die Signale, die dir dein Körper schickt. Lerne wieder seine Sprache zu sprechen.

„Wer sich vom Leben und seinen Herausforderungen nicht mehr erregen lässt, läuft Gefahr, sich stellvertretend Erregern zu öffnen. Wo heiße Themen und brennende Konflikte vorhanden sind, brauchen sie irgendwo auch Ausdrucksmöglichkeiten. Wenn wir sie nicht freiwillig einräumen, wird der Körper zur Bühne für jene Stücke, die das Bewusstsein nicht wahrhaben und erst recht nicht spielen will." - Dr. Rüdiger Dahlke

Und noch etwas: Lache, so viel es geht und so oft es geht. Sei ruhig verrückt, kindisch und albern. Verrückt zu sein, bedeutet doch nichts anderes, als nicht mit der Masse zu gehen. *„Lieber verrückt das Leben genießen, als normal langweilen."* Der leider viel zu früh verstorbene Schauspieler Robin Williams hat es ganz wunderbar auf den Punkt gebracht: *„Ich glaube nicht, dass mein Lebensstil normal ist.*

Allerdings hängt das davon ab, was man für normal hält. Für mich ist er normal. Oder, nein, das ist er nicht, er ist völlig anormal, das ändert sich von Tag zu Tag. Aber ich habe noch nie jemanden kennengelernt, der normal ist. Alle haben ihre seltsamen Marotten und Perversionen. Oder eine merkwürdige Art zu denken oder zu leben. Jeder Mensch ist anormal. "

Nichts und niemand auf der Welt kann dich daran hindern, ein gesundes und glückliches Leben zu führen, außer du selbst. Sei egoistisch. Denn wenn du gesund und glücklich bist, dann färbt das auch auf deine Mitmenschen ab. Mal dir dein Leben mit allen bunten und schrillen Farben, die uns das Universum frei Haus liefert.

Wir brauchen keine Forschung und Schulmedizin, die darauf bedacht ist, Krankheiten zu bekämpfen. Ein Kampf bedeutet immer, dass einer verlieren wird. Am Ende ist es der Mensch, auch wenn er scheinbar gewonnen hat. Die Medizin sichert lediglich ein Überleben, aber wird niemals heilen.

Die Menschen verlassen sich immer noch viel zu sehr darauf, dass es schon irgendeine Medizin oder ein Wundermittel gibt, das sie im Ernstfall heilen wird. Immer wieder liest man in den Medien und zunehmend im Social Media Bereich, von neuen Wundermitteln. Und wenn es dann noch eine Pflanze, also etwas Natürliches ist, die angeblich Krebs heilen soll, dann ist die Aufregung natürlich groß. Unabhängig davon, dass diese Pflanze noch nicht am Menschen getestet wurde, wäre es ohne Frage eine große Errungenschaft, wenn es ein Mittel aus der Natur gibt, was diese schlimme Krankheit bekämpfen könnte. Aber wenn es wirklich sowas wie ein Wunderheilmittel, für welche Krankheit auch immer, geben würde, wäre das nicht auch ein ganz wunderbares Alibi, um ein ungesundes Leben zu führen? Ich bin mir sicher, dass das auf Dauer nicht funktionieren würde, denn die Natur wird am Ende immer gewinnen. Wenn wir also nicht mit der Natur gehen, die immer nur das Beste will, werden wir wohl oder übel, früher oder später, verlieren.

„Die Natur versteht gar keinen Spaß, sie ist immer wahr, immer ernst, immer strenge, sie hat immer recht, und die Fehler und Irrtümer sind immer des Menschen." - Johann Wolfgang von Goethe

Was wir mehr denn je brauchen, ist eine Gesellschaft, die sich wieder als das sieht, was sie wirklich ist. Als einen Teil der Natur. Es wird Zeit, dass jeder sein wahres Ich erkennt. Einzig und allein wir selbst sind für unser Leben verantwortlich. Niemand anderes. Selbst wenn wir glauben, ein selbstbestimmtes Leben zu führen, so sind viele doch nur Marionetten an Strippen von Politik, Medien, Lebensmittel- und Pharmaindustrie. Wir sind Sklaven der Umstände. Aber die Umstände kann jeder Einzelne von uns selbst beeinflussen und steuern. Durchtrenne diese unsichtbaren Strippen. Am besten noch heute!

Eines meiner Lieblingszitate ist von Mahatma Gandhi: *„Sei Du selbst die Veränderung, die Du Dir in der Welt wünschst."* Mit diesen Gedanken sollten wir jeden Abend einschlafen und morgens wieder aufwachen.

Jegliche Form von Krankheit hat in der Natur kein Prinzip. Robert Franz, selbsternannter Menschenliebhaber und Experte für Vitamin D3 und OPC (Traubenkernextrakt) formuliert es gerne etwas drastischer: *„In der Natur gibt es keine Rollatoren oder Krücken."*

Es gibt viele Wege, um mit Krankheit umzugehen. Wir können sie bekämpfen oder durch Medikamente lindern. Wir können Krankheit aber auch einfach annehmen, hinterfragen und dann dem Körper die Möglichkeit und Zeit geben, sich selbst zu heilen. Im besten Fall tun wir aber alles erdenklich Mögliche, um es gar nicht erst soweit kommen zu lassen, und nicht erst, wenn es schon fast zu spät ist, als letzten Ausweg Gesundheit zu wählen.

„Wer nicht jeden Tag etwas für seine Gesundheit aufbringt, muss eines Tages sehr viel Zeit für die Krankheit opfern." - Sebastian Kneipp

Auf den folgenden Seiten möchte ich Dir gerne ein paar Produkte aus dem großen und wertvollen Sortiment der Ohrinsel vorstellen.

Erhältlich im Online-Shop auf:
www.ohrinsel.net

GEFÜHRTE MEDITATION, AFFIRMATIONS-TRAUMREISEN & HÖRBÜCHER VON ALAN FIELDS

GESUND WERDEN UND BLEIBEN - CD/MP3
Geführte Meditation zur Aktivierung der Selbstheilungskräfte.

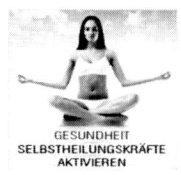

GESUND ABNEHMEN - CD/MP3
Geführte Meditation zum Abnehmen und schlanker werden.

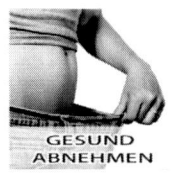

GEFÜHRTE EINSCHLAFHILFE - CD/MP3
Erhältlich als Version mit Musik oder Naturgeräuschen.

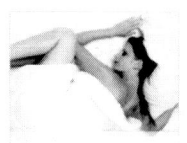

50 POSITIVE AFFIRMATIONEN - CD/MP3
Mit motivierender Musik. Der perfekte Start in den Tag. Ideal auch als Begleiter beim Sport.

NICHTRAUCHER WERDEN UND BLEIBEN - CD/MP3
Geführte Meditation zur dauerhaften Raucherentwöhnung

ÄNGSTE ÜBERWINDEN - CD/MP3
Geführte Meditation zur Auflösung von Ängsten

Weitere Produkte und detaillierte Informationen findest du im Online-Shop auf www.ohrinsel.net oder telefonisch unter 030 863 809 48

GESCHENKTIPP

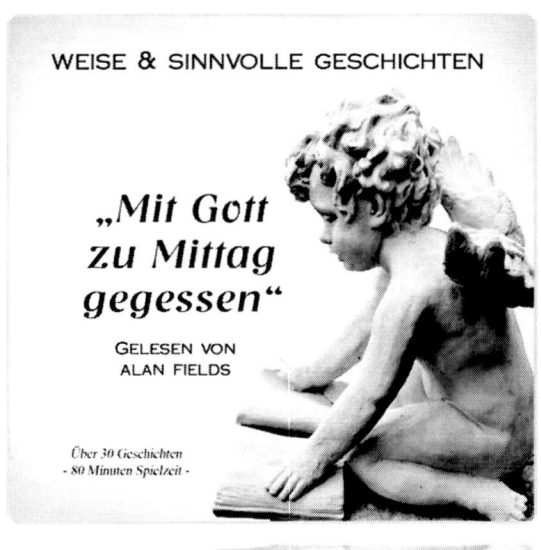

Mache dir und deinen Liebsten mit diesem Hörbuch eine Freude. Alan Fields erzählt weise und sinnvolle Geschichten zum Wohl- und Nachfühlen. 35 kleine Lichtblicke wenn man mal wieder den Wald vor lauter Bäumen nicht sieht oder einfach nur zum Entspannen.

Erhältlich als CD oder MP3 auf ohrinsel.net

Bildrechte auf den Seiten 141 + 142:

"Gesundheit / Selbstheilungskräfte"
Attractive brunette woman in yoga pose and sky © Alexannabuts | Dreamstime.com

"Mit Gott zu Mittag gegessen"
Reading Angel © Iravgustin | Dreamstime.com

Quellen-, Definitions- & Hinweisverzeichnis

[1] Himmer, Nina: Redaktion - Apothekenumschau Online, Was tun ohne Krankenversicherung?, 2015,
URL: http://www.apotheken-umschau.de/Politik-Soziales-Umwelt/Was-tun-ohne-Krankenversicherung-497777.html, Seite 12

[2] Marquart, Maria:
URL: http://www.spiegel.de/wirtschaft/service/umfrage-gfk-wuensche-der-deutschen-von-guter-fee-a-1022735.html, Seite 15

[3] URL: https://de.wikipedia.org/wiki/Krankheit, Seite 17

[4] Definition Inkubationszeit: „Die Inkubationszeit (lateinisch *incubare* = ausbrüten) ist ein Begriff aus der Infektiologie und beschreibt die Zeit, die zwischen Infektion mit einem Krankheitserreger und dem Auftreten der ersten Symptome vergeht.[1] Die Inkubationszeit kann, abhängig von der Krankheit, zwischen wenigen Stunden und einigen Jahrzehnten betragen. Dies hängt davon ab, wie unterschiedlich schnell und auf spezifische Weise sich die entsprechenden Erreger im Körper vermehren (Temperenz, Virulenz)..",
URL: https://de.wikipedia.org/wiki/Inkubationszeit, Seite 30

[5] Dokumentarfilm von und mit Morgan Spurlock, 2004, Seite 35

[6] Definition Betablocker: „Betablocker, auch Beta-Rezeptorenblocker, β-Blocker oder Beta-Adrenozeptor-Antagonisten, sind eine Reihe ähnlich wirkender Arzneistoffe, die im Körper β-Adrenozeptoren blockieren und so die Wirkung des „Stresshormons" Adrenalin und des Neurotransmitters Noradrenalin hemmen. Die wichtigsten Wirkungen von Betablockern sind die Senkung der Ruheherzfrequenz und des Blutdrucks, weshalb sie bei der medikamentösen Therapie vieler Krankheiten, insbesondere von Bluthochdruck und Koronarer Herzkrankheit, eingesetzt werden."
URL: http://de.wikipedia.org/wiki/Betablocker, Seite 38

[7] Barton J. & Pretty J.: What is the best dose of nature and green exercise for improving mental health? A multi-study analysis. Environmental Science & Technology, Vol. 44, No. 10, 3947-3955, 2010, Seite 54

[8] lub/ddp, URL: http://www.spiegel.de/wissenschaft/natur/lebenserwartung-elefanten-in-zoos-sterben-frueher-a-596051.html, 2008, Seite 55

[9] * 16. November 1909 in Reutlingen; † 6. Januar 2001 in Lahnstein, war ein deutscher Sachbuchautor, Arzt und Politiker, URL: https://de.wikipedia.org/wiki/Max_Otto_Bruker, Seite 66

[10] * 8. März 1931 in New York; † 5. Oktober 2003 ebenda war ein US-amerikanischer Medienwissenschaftler, insbesondere ein Kritiker des Mediums Fernsehen, und in den 1980er-Jahren ein bekannter Sachbuchautor
URL: http://de.wikipedia.org/wiki/Neil_Postman, Seite 66

[11] URL: http://www.wasser-hilft.de/fremdstoffe.htm, Seite 71

[12] URL: http://www.bgbl.de/xaver/bgbl/text.xav?SID=&tf=xaver.component.Text_0&tocf=&qmf=&hlf=xaver.component.Hitlist_0&bk=bgbl&start=%2F%2F*%5B%40node_id%3D%271115874%27%5D&skin=pdf&tlevel=-2&nohist=1, Seite 71

[13] URL: http://www.pharma-zeitung.de/sucht-und-entzugserscheinungen-bei-brot-und-milch.4799.php, Seite 79

[14] Definition Exorphine: "Exorphine sind Peptide, die durch enzymatische Spaltung aus in Nahrungsmitteln vorhandenen Polypeptiden entstehen. Die Spaltung kann durch Verdauungsenzyme, Tätigkeit von Mikroorganismen oder technische Behandlung (Kochen, Backen) entstehen. Man findet sie z.B. in Getreide, Milch, Kakao, Kaffee. Exorphine wirken wie Opioide.",
URL: http://de.wikipedia.org/wiki/Exorphine, Seite 80

[15] Campbell T. Colin & Campbell Thomas: China Study - Die wissenschaftliche Begründung für eine vegane Ernährungsweise, Verlag: Verlag Systemische Medizin, Auflage: 2. , 2011, Seite 82

[16] Moseley, J.B. Jr.; Wray, N.P.; Kuykendall, D.; Willis, K. und Landon, G.: New England Journal of Medicine" (NEJM), „Arthroscopic treatment of osteoarthritis of the knee: a prospective, randomized placebocontrolled trial. Results of a pilot study", 2002, Seite 90

[17] von Helden, Raimund: Gesund in sieben Tagen: Erfolge mit der Vitamin-D-Therapie, Verlag: Hygeia-Verlag; Auflage: 18. , 2015, Seite 92

[18] Nickerchen: Inhaberin: Irina Ivachkovets, Adresse: Zimmerstraße 27, 10969 Berlin, URL: http://www.nickerchen-berlin.de, Seite 127

[19] Wandmaker, Helmut:* 9. November 1916 in Schalkholz; † 19. Juli 2007 in Tellingstedt war ein deutscher Offizier während des Zweiten Weltkriegs, Unternehmer, Rohkostpionier und Buchautor, Seite 128

Literaturverzeichnis

• Bruker, Dr. Med M. O.: Zucker, Zucker. Krank durch Fabrikzucker. Von süßen Gewohnheiten, dunklen Machenschaften und bösen Folgen für unsere Gesundheit, Verlag: emu-Verlags- und Vertriebsgesellschaft Ernährung-Medizin-Umwelt; Auflage: 11, 2015

• Campbell T. Colin & Campbell Thomas: China Study - Die wissenschaftliche Begründung für eine vegane Ernährungsweise, Verlag: Verlag Systemische Medizin, Auflage: 2, 2011

• von Helden, Raimund: Gesund in sieben Tagen: Erfolge mit der Vitamin-D-Therapie, Verlag: Hygeia-Verlag; Auflage: 18, 2015

• Lewis, Dennis: Das Tao des Atmens. Die belebende und heilende Kraft des natürlichen Atmens, Verlag: Ariston, 1997

• Wandmaker, Helmut: Willst Du gesund sein? Vergiss den Kochtopf!, Verlag: Waldthausen, 2000

Besuche die OHRINSEL
im Internet auf:

www.ohrinsel.net
www.facebook.com/ohrinsel
www.youtube.com/ohrinsel